I0068969

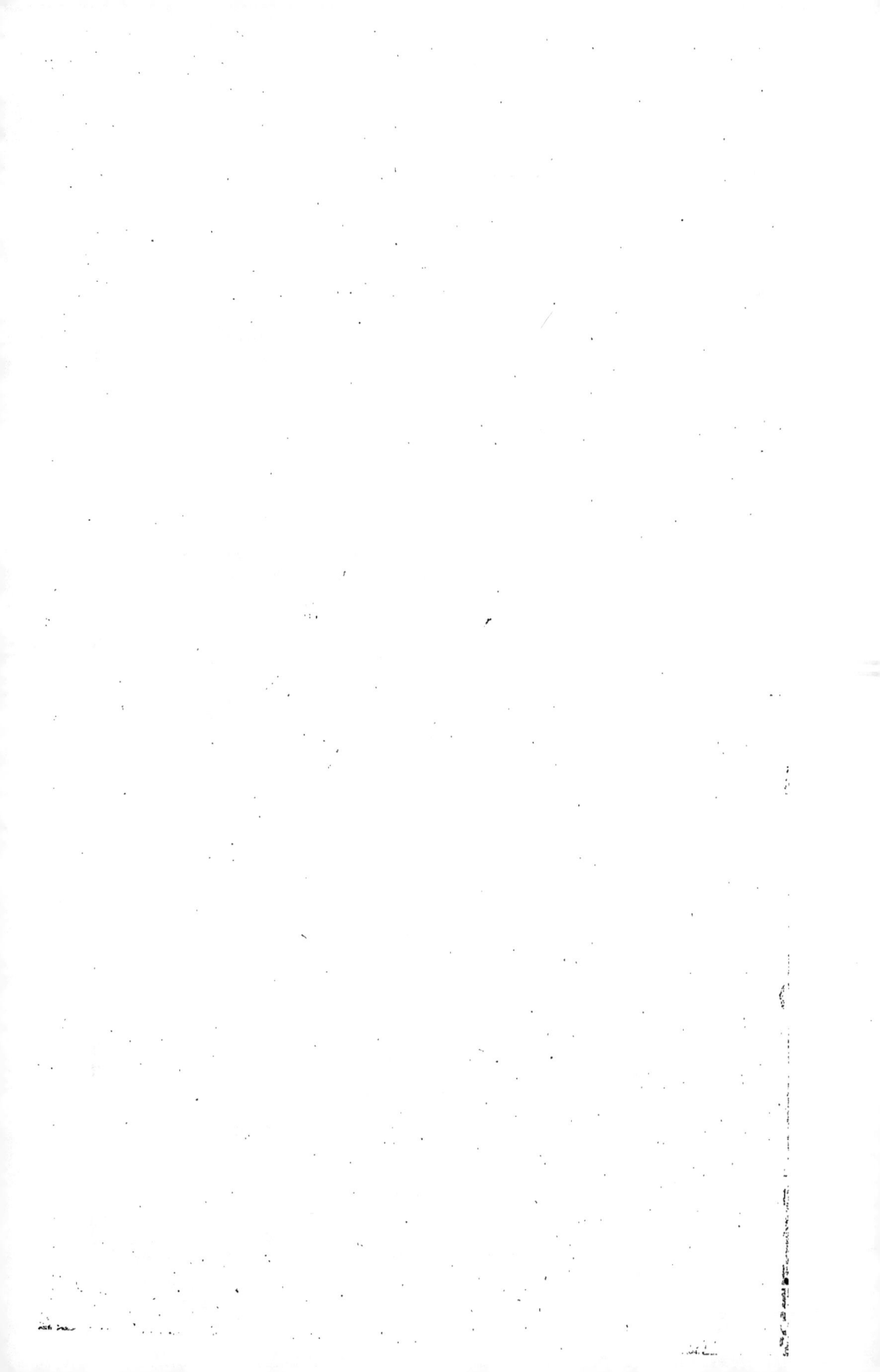

CONTRIBUTION

A L'HISTOIRE MÉDICALE

DE LA

FOUDRE

I. Observations de personnes et d'animaux frappés par la foudre dans les environs de Guéret. — **II.** Du choc en retour et de ses dangers plus ou moins reels. **III.** Traitement des accidents de la foudre. — **IV.** Médecine légale.

(Mémoire couronné par la Société de Médecine du Nord. — Prix de 1871)

PAR

LE DOCTEUR F. VINCENT

Médecin à Guéret (Creuse)

LAURÉAT DE L'ACADÉMIE DE MÉDECINE ET DE LA SOCIÉTÉ
DE MÉDECINE DU NORD

Membre de plusieurs Sociétés savantes

PARIS

G. MASSON, ÉDITEUR

Libraire de l'Académie de Médecine

Place de l'École de Médecine, 17.

1875

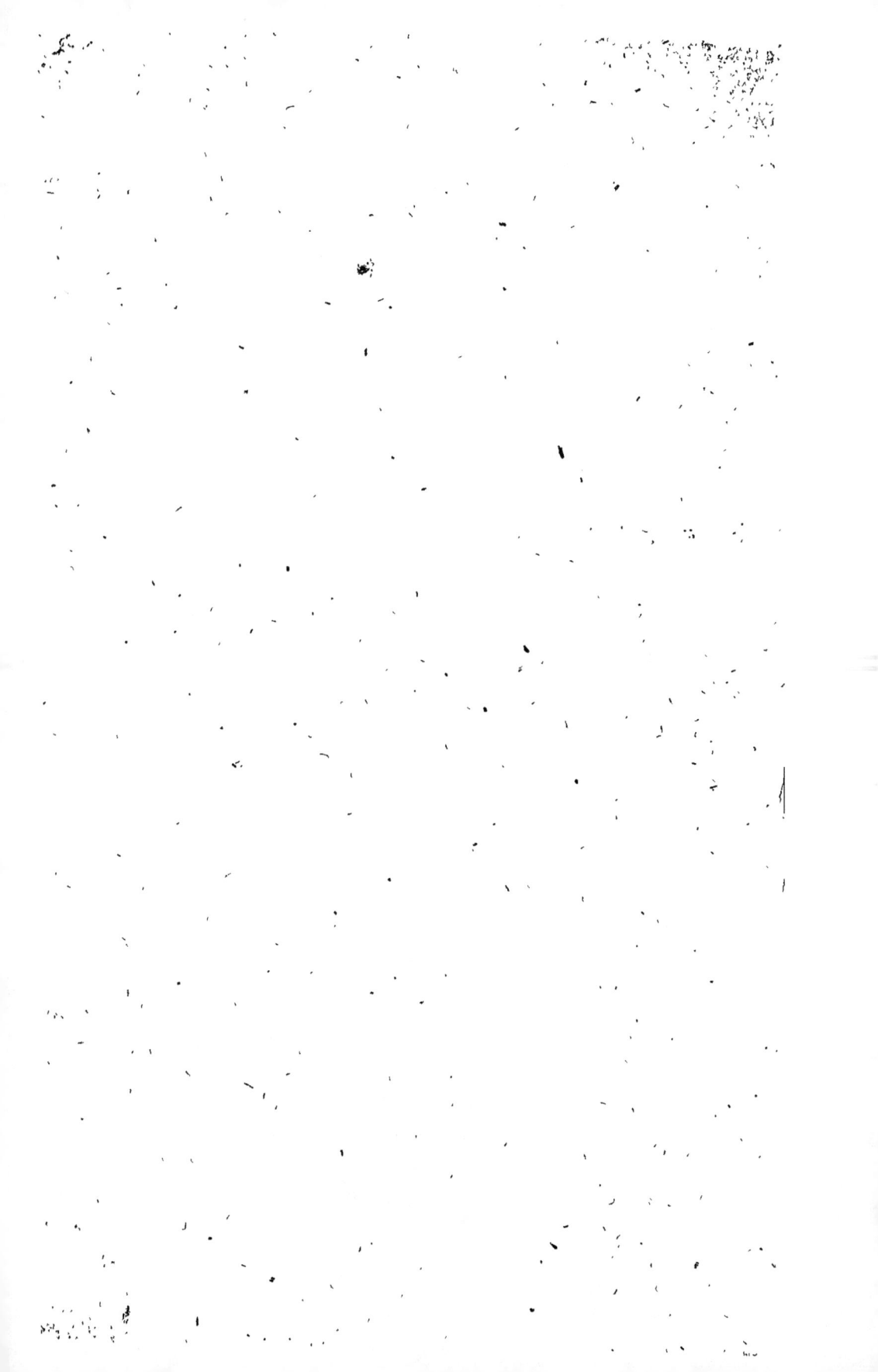

CONTRIBUTION

A L'HISTOIRE MÉDICALE

DE LA

FOUDRE

I. Observations de personnes et d'animaux frappés par la foudre dans les environs de Guéret. — II. Du choc en retour et de ses dangers plus ou moins réels. — III. Traitement des accidents de la foudre. — IV. Médecine légale.

———— ✳ ————

(Mémoire couronné par la Société de Médecine du Nord. — Prix de 1874)

PAR

LE DOCTEUR **F. VINCENT**

Médecin à Guéret (Creuse)

LAURÉAT DE L'ACADÉMIE DE MÉDECINE ET DE LA SOCIÉTÉ

DE MÉDECINE DU NORD

Membre de plusieurs Sociétés savantes

PARIS

G. MASSON, ÉDITEUR

Libraire de l'Académie de Médecine

Place de l'École de Médecine, 17.

———

1875

Au Docteur T. GALLARD

OFFICIER DE LA LÉGION-D'HONNEUR

Médecin de l'Hôpital de la Pitié ; — Président de la Société de Médecine de Paris ; — Secrétaire-Général de la Société de Médecine légale de France, etc.

SON COMPATRIOTE ET ANCIEN CONDISCIPLE,

Dʳ F. VINCENT.

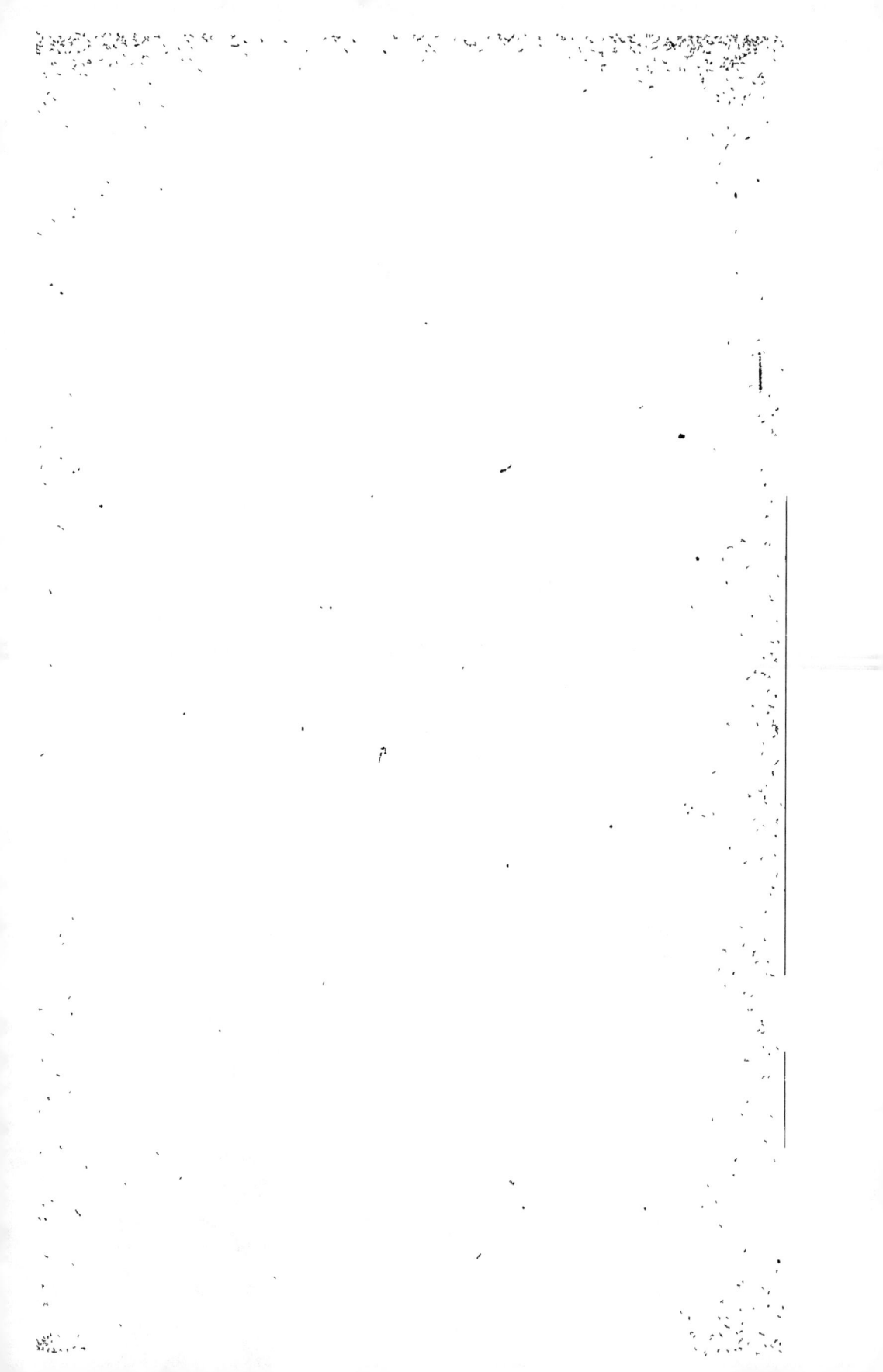

CONTRIBUTION

A

L'HISTOIRE MÉDICALE DE LA FOUDRE

INTRODUCTION.

Ce n'est pas d'aujourd'hui que l'on sait que la foudre peut tuer, ou tout au moins produire des lésions graves chez les personnes ou les animaux qu'elle frappe. A son apparition sur la terre, l'homme a dû être terrifié lorsque, pour la première fois, il a vu l'éclair sillonner la nue et entendu gronder le tonnerre ; et bientôt les effets terribles, dont il a été témoin, lui ont montré que ses craintes n'étaient pas imaginaires.

Deos fecit timor, a dit un poète latin. Aussi est-il tout naturel de voir les peuples, dans leur enfance, déifier cette force redoutable bien faite pour inspirer la terreur, ou en faire, tout au moins, l'instrument de la colère divine : la Gaule a personnifié l'esprit de la foudre dans Taranis ; chez les peuples scandinaves, Thor, le dieu vengeur des crimes et protecteur des autres dieux, présidait aux saisons, aux vents, aux tempêtes et à la foudre. La Grèce ancienne en a armé Jupiter, et la mythologie nous apprend que cette arme n'a pas été uniquement de parade dans la main du roi des dieux, qui s'en est servi souvent pour punir des coupables, et plus souvent encore pour exercer des vengeances personnelles. Des croyances analogues se retrouvent chez tous les peuples de l'antiquité.

Les idées du moyen-âge chrétien ont dû peu différer, sous

ce rapport, de celles de l'antiquité payenne : certaines pratiques religieuses parvenues jusqu'à nous, comme répandre de l'eau bénite dans la maison à l'approche de l'orage, faire le signe de la croix à la vue de l'éclair, prier lorsque la tempête gronde, et autres que j'aurai occasion de rapporter dans le cours de ce travail, toutes destinées à conjurer le péril en apaisant la divinité, m'en paraissent une preuve incontestable.

Toutes ces croyances, que l'on retrouve chez tous les peuples et dans tous les temps, viennent témoigner de l'effroi, trop bien justifié par de fréquents accidents, qu'a toujours inspiré le terrible météore.

Dans nos temps modernes, alors que le phénomène est tombé du domaine de la foi dans celui de la science, depuis Franklin, dont on a pu dire : *« Eripuit fulmen cœlo sceptrumque tyrannis, »* et notre illustre Arago jusqu'à nos jours, les physiciens se sont occupés des effets de la foudre sur les êtres vivants, comme de ses effets physiques et chimiques. Malheureusement ces savants, trop peu versés dans les connaissances physiologiques et médicales, ont dû faire et ont fait effectivement des premiers de ces effets une étude très superficielle.

Chose singulière ! les médecins, qui ont dû être appelés si souvent à porter secours aux victimes de la foudre, ou à déterminer la nature des lésions qu'elle produit, semblent être ceux que cette grave question ait le moins préoccupés. Telle est, au moins, l'impression qui m'est restée de la compulsion des quelques auteurs, fournis par ma modeste bibliothèque, qui ont résumé l'état de la science médicale à différentes époques de son histoire.

Dans la collection hippocratique, que je regrette de n'avoir pas complète pour pouvoir revérifier le fait, je ne me rappelle avoir vu aucune mention à ce sujet. Celse, qui vivait à Rome sous les règnes des premiers Césars, est complètement muet à cet égard. J'en dirai autant de Fabrice d'Aquapendente dont les œuvres chirurgicales et notamment le Pentateuque représentent l'état de la chirurgie au XVIᵉ siècle, comme le livre de

Celse l'avait fait pour la médecine, la chirurgie et la pharmacie au Ier siècle de l'ère chrétienne.

Parmi les auteurs modernes qui ont écrit des traités généraux de médecine et de chirurgie, Richerand, Boyer, Jos. Frank, Bouillaud, Valleix ne disent pas un mot des accidents de la foudre, et il faut arriver au *Traité de pathologie externe* de Follin pour trouver consacrés un court chapitre au sujet en général, et quelques lignes au traitement en particulier. Même silence dans les auteurs de médecine légale : M. Devergie a complètement omis de parler des lésions produites par la foudre au point de vue des difficultés qu'elles peuvent soulever de la part de la justice dans le cas, par exemple, où une personne foudroyée est trouvée morte au milieu d'un champ ; et c'est tout au plus si le manuel de MM. Briand et Chaudé y consacre cinq à six lignes au chapitre des asphyxies. D'un autre côté, dans le seul ouvrage important écrit en France par un médecin sur cette matière, l'*Histoire médicale de la foudre* de Boudin, publié dans les *Annales d'hygiène et de médecine légale*, nous trouvons une nombreuse collection de faits puisés dans les historiens tant anciens que modernes, dans les ouvrages des physiciens, les bulletins des Académies et des sociétés savantes, les recueils scientifiques et même les journaux politiques ; mais l'auteur ne nous cite aucune observation avec autopsie ; de plus, il ne nous dit rien du traitement, et il ne formule aucune vue d'ensemble relativement à la médecine légale.

Enfin, si nous consultons les recueils périodiques de médecine, nous voyons qu'à l'encontre des journaux politiques, qui en émaillent si souvent leurs faits divers, ce n'est qu'à de très rares intervalles qu'ils nous donnent quelques rares observations, le plus souvent incomplètes, sur cette matière. Dans la collection de journaux de médecine que je possède, et qui comprend une période de trente années (*Abeille médicale* de 1844 à 1856; et *Gazette des hôpitaux* de 1856 à 1874), il m'a fallu arriver jusqu'à ces dernières années (1869 et 1872) pour trouver, à la suite d'observations aussi clairsemées qu'insignifiantes, trois observations de personnes tuées par la foudre dont l'autopsie complète ait pu être faite. Deux de ces observations, qui portent les dates de 1869 et 1872, sont dues à M. le médecin principal Sonrier et ont été recueillies au camp de Châlons, contrée où, d'après cet éminent confrère, les accidents produits par la chute de la foudre seraient très fréquents. La troisième, recueillie en 1872, appartient au docteur Frédet, de Clermont-Ferrand, et a fait l'objet d'un rapport médico-légal intéressant. A ces trois observations, il est juste d'en ajouter une quatrième, celle relative aux victimes du pont de Kehl, portant la date de 1869.

L'indifférence qui semble planer sur cette intéressante question me paraît tenir à cette circonstance: c'est que les grandes autorités médicales de qui nous recevons la science toute faite, habitent des centres où les accidents produits par la foudre sont très rares. Paris notamment, d'après les statistiques officielles, paraît être dans ce cas. C'est donc aux médecins de province, qui se trouvent plus favorisés par les circonstances locales, qu'il appartient de combler cette lacune laissée par nos maîtres; et c'est sous l'inspiration de cette pensée que je me décide à publier, avec les commentaires dont elles m'ont paru susceptibles, les observations assez nombreuses que j'ai eu occasion de faire pendant ma carrière médicale. On verra, en effet, par le nombre des faits que j'ai été à même d'observer, que mon expérience sur ce sujet aurait été aussi complète que celle de l'honorable médecin en chef du camp de Châlons, si l'autopsie des personnes mortes avait pu être faite. Au point de vue des influences topographiques, ces mêmes faits montreront que mon pays qui est des plus accidentés, formé de montagnes couvertes de bruyères et de vallées verdoyantes, au fond desquelles, à l'ombre du saule et de l'aune, coulent de limpides ruisseaux, entrecoupé de bois, de châtaigneries et de champs cultivés dont les nombreuses parcelles sont séparées par des haies vives, et les bordures plantées de chênes ou d'arbres fruitiers, le tout reposant sur un terrain primitif à base de granit, différant, par conséquent, totalement, par sa topographie et sa constitution géologique, des plaines nues et sédimentaires de la Champagne, n'a rien à envier, sous le rapport des orages, de la foudre et de leurs dangers, aux champs catalauniens qui, témoins dans les temps anciens de la défaite d'Attila, et, dans les temps modernes, de grandes manœuvres militaires et aussi, hélas ! de deux invasions étrangères, semblent avoir eu de tous temps le triste privilége d'être exposés aux foudres du ciel et aux foudres de la terre.

Ce travail n'a pas la prétention d'être un traité complet de la question, comme son titre l'indique ; c'est une simple contribution, ou, si l'on aime mieux, un apport de quelques matériaux à l'édification du monument commencé par Arago, continué par Boudin, sous le titre de *Histoire médicale de la foudre*, et qui n'est point encore près d'être achevé. On ne devra donc pas s'étonner si les matières qu'il contient ne sont pas renfermées dans le cadre obligé de toute description complète d'une affection pathologique quelconque. Il sera divisé en quatre chapitres.

Le chapitre Ier sera consacré à l'exposition des observations que j'ai recueillies. Chaque observation sera accompagnée, lorsqu'il y aura lieu, des réflexions que pourra m'inspirer la nature des lésions, des troubles fonctionnels et autres particularités présentés par le sujet.

Le chapitre II aura pour objet l'étude du choc en retour et principalement de déterminer si cet effet est aussi à redouter qu'on le croit généralement. J'ai lieu de croire que mes observations personnelles me permettront d'émettre quelques idées nouvelles, au moins si j'en juge par les lectures que j'ai eu occasion de faire jusqu'à ce jour sur ce sujet.

Dans le chapitre III, j'essayerai de jeter les bases sur lesquelles doivent reposer le traitement et les indications thérapeutiques chez les personnes plus ou moins atteintes par la foudre.

Enfin, le chapitre IV sera consacré aux questions médico-légales que peuvent soulever ces accidents, côté de l'histoire médicale de la foudre qui paraît avoir été fort négligé jusqu'à ce jour, pour ne pas dire complètement oublié.

Dans ces deux derniers chapitres, je tâcherai de tirer parti non-seulement de mes observations personnelles, mais encore de celles faites par d'autres et que l'on trouve consignées dans les livres et recueils scientifiques.

CHAPITRE Ier

Observations de personnes et d'animaux frappés par la foudre dans les environs de Guéret (Creuse).

Je vais les exposer par ordre de date et sous les titres suivants :

OBSERVATION I.

Accident de Maisonnisses.— Deux personnes frappées par la foudre, dont une tuée.

Le 30 juin 1857, vers neuf heures trente minutes du matin, Sylvain Couchon, âgé de 28 ans, ex-lancier récemment renvoyé dans ses foyers, très bien constitué, et sa mère, âgée de 65 à 70 ans, habitant au village de Mazeymard, commune de Maisonnisses, à quinze kilomètres de Guéret, se rendaient ensemble à la fête patronale d'un bourg voisin, lorsqu'ils furent surpris en chemin par un orage violent avec pluie torrentielle et coups de tonnerre répétés. Arrivés à mi-côte d'une montagne découverte qu'ils descendaient l'un à côté de l'autre, abrités sous le même parapluie à un endroit où le versant devient brusquement plus rapide, ils sont tous deux renversés par un coup de foudre. La mère reprend connaissance au bout d'un instant ; le fils, au contraire, que l'électricité avait projeté à trois pas de l'endroit où il se trouvait avec sa mère, avait cessé de vivre.

1. Le lendemain, vingt heures après l'accident, requis par l'autorité locale pour constater la mort et rechercher la cause qui l'a amenée, j'observai ce qui suit sur le cadavre de Couchon :

Le passage de l'électricité a eu pour effet externe la production d'une brûlure qui s'étend de la tête aux pieds sur le plan antérieur du corps, et présente des degrés divers.

Les cheveux sont brûlés dans le quart antérieur gauche de la tête ; cette brûlure est analogue à celle d'une flamme qui les aurait effleurés très rapidement. La tempe gauche et la joue du même côté présentent une brûlure au premier degré, au moins d'après son apparence, caractérisée par une teinte rouge-sombre et se dirigeant vers la région parotidienne.

Au cou, la brûlure, plus rétrécie, suit exactement la direction du muscle sterno-mastoïdien gauche dont elle occupe assez exactement la largeur et qu'elle dessine en quelque sorte. L'épiderme est noir et s'enlève, et le derme paraît fortement endommagé ; il y a brûlure au troisième degré. Le col de la chemise est brûlé et troué ; la cravate en soie noire ne présente rien d'extraordinaire.

De l'insertion sternale du muscle sterno-mastoïdien, le courant électrique a gagné la ligne médiane du tronc, en produisant une brûlure qui va en s'élargissant symétriquement de chaque côté du sternum et de la ligne blanche de l'abdomen jusqu'au pubis Les effets de l'électricité sont ici d'autant moins prononcés que le fluide se trouve disséminé sur une plus large surface : aussi, à la partie supérieure de la poitrine qui forme le sommet du triangle, coloration rouge-brun de la peau très prononcée ; à la partie inférieure de la même région, simple érythème ; enfin, à l'abdomen et à la région pubienne, les poils seulement sont flambés. La base du triangle, dessiné par le passage du fluide électrique, se mesure par la distance qui sépare les deux épines iliaques droite et gauche.

Aux parties génitales et aux faces antérieure et externe des deux cuisses, simple brûlure des poils, sans lésion apparente de la peau. Il en est de même au tiers supérieur des deux jambes. Mais, à partir de la réunion du tiers supérieur avec le tiers moyen, l'électricité a produit des effets bien différents à gauche et à droite.

A gauche, le bas est seulement un peu roussi au niveau de la brûlure des poils, et la partie inférieure de la jambe, qui semble avoir été protégée par la tige de la botte, ne présente pas trace de lésion.

A droite, au contraire, vers le tiers moyen de la jambe, l'électricité, contournant de dedans en dehors la crête du tibia, s'est portée vers la face externe et s'est concentrée de nouveau dans la gouttière qui sépare les péronnés du tendon d'Achille, où elle produit une brûlure profonde avec peau noire et charbonnée.

A deux centimètres environ, au-dessous de la malléole, cette brûlure se bifurque : une branche suit la direction du bord ex-

terne du pied èt s'arrête net au niveau de la cinquième articulation tarso-métatarsienne où la botte présente, dans son emplique, un trou parfaitement rond qu'on dirait fait avec une
alène de moyenne grosseur. La deuxième branche se dirige sur
le talon jusqu'à sa face inférieure. Arrivée à ce point, l'électricité perce la semelle en produisant une déchirure irrégulière,
et va sortir, pour se perdre dans le sol, entre les troisième et
quatrième pièces du talon de la botte composé de dix pièces
de cuir superposées. Le bas, en laine bleue teinte à l'indigo,
offre une coloration jaune qui concorde avec la brûlure de la
pièce et se déchire facilement. Au niveau de la cinquième articulation tarso-métatarsienne et du trou de l'emplique, ce tissu
est même assez friable pour se pulvériser entre les doigts qui
le froissent. Y a t-il eu ici seulement effet calorique, c'est-à-
dire simple brûlure, ou bien, en même temps, l'électricité a-t-
elle agi chimiquement sur la matière colorante? C'est ce que
je ne saurais décider. Dans l'intervalle qui sépare le talon de
la botte de la semelle proprement dite, deux trous, non encore
bouchés par la boue du chemin, montrent que deux chevilles
en fer ont été enlevées.

Le chapeau en feutre noir, que portait Couchon, est percé à
sa partie latérale gauche correspondant à la brûlure des cheveux, d'un trou rond, à bords brûlés, capable de recevoir le
pouce.

Le parapluie en *soie noire* qui l'abritait, présente, dans son
tissu, une ouverture semblable à celle du chapeau. Ce dernier
fait vient battre en brèche un préjugé, né de la science mal
comprise ou superficiellement étudiée, qui a grandement cours
dans le public, même parmi les personnes qui ont reçu une
instruction supérieure. Dans nos campagnes encore arriérées,
la bûche de Noël ou le tison du feu de joie de la Saint Jean
(vieilles pratiques qui nous viennent de l'héliolatrie orientale
importée par les druides), mis au feu pendant l'orage, doivent
faire pour la maison l'office du paratonnerre ; et l'aubépine, qui
a fourni sa couronne au Christ crucifié, doit protéger contre la
foudre celui qui se met à l'abri sous son feuillage. Dans la po-
pulation des villes, qui a la prétention d'être plus éclairée, on
n'a plus foi, et avec raison, à ces vieilles croyances. Mais, en
revanche, on est persuadé que la soie, corps mauvais conducteur de l'électricité et employé comme tel. à titre de corps iso-
lant, dans la confection d'un grand nombre d'appareils de
physique, doit préserver de tous les dangers que fait courir
l'électricité atmosphérique. Des expériences que l'on répète
tous les jours dans les cabinets de physique, montrent pourtant
que l'influence électrique s'exerce à travers les corps les plus
isolants : sur les plateaux du condensateur, les deux électri-

cités de nom contraire s'attirent à travers la lame de verre qui les sépare ; cette dernière peut même être brisée si elle est mince et la tension électrique forte. Dans les appareils d'induction, si employés de nos jours, le courant inducteur agit au moins à travers une double enveloppe de soie pour produire le courant induit. Enfin les deux électricités de nom contraire, qui se dégagent des fortes batteries électriques, dont la puissance est cependant loin d'égaler celle du nuage qui porte la foudre, brisent les corps mauvais conducteurs qui s'opposent à leur combinaison. Ce préjugé, que les expériences, que je viens de citer, auraient dû empêcher d'éclore, n'a évidemment pas sa·raison d'être. Cette observation en est, du reste, la preuve la plus convaincante.

La montre, en argent, de la victime, arrêtée à 6 heures 45, remontée, marche et ne présente point trace de fracture. Elle a évidemment marchée après l'accident arrivé à 9 heures 30, si elle était montée et réglée.

Dans l'espace de 3 mètres environ, à l'endroit où la foudre est tombée, le sol présente une raie noire en zig-zag, produite par la brûlure du gazon et assez analogue à celle de l'inflammation d'une traînée de poudre qui aurait dessiné un trajet semblable à celui de l'éclair.

A mon grand regret, l'autopsie n'a pu être faite. Je puis ajouter que la face était cyanosée et qu'il s'écoulait un peu de sang par la bouche et les narines. Bien que ces faits ne soient pas consignés dans les notes que j'ai sous les yeux, ils sont assez présents à ma mémoire pour que je puisse les affirmer. Il y avait aussi de la roideur cadavérique, mais qui ne signifie rien comme effet de la foudre, puisque l'examen du cadavre a eu lieu 20 heures après la mort.

II. La mère de Couchon, qui lui donnait le bras, lorsque le coup de foudre est venu les renverser l'un et l'autre, eut assez de force, après un court évanouissement, pour se relever, essayer de relever son malheureux fils et ensuite retourner au village, éloigné de 1,500 mètres au moins, pour appeler du secours. Cette femme n'a présenté aucune lésion appréciable ; elle a seulement éprouvé, pendant plusieurs jours, une grande faiblesse avec douleurs violentes dans les membres.

Parmi les accidents causés par la foudre, ce dernier effet, les douleurs dans les membres avec faiblesse plus ou moins considérable, ne doit pas être rare : M. Sonrier, dans sa dernière observation, parle de plusieurs militaires, plus ou moins atteints par la foudre à côté d'Anger, qui a été trouvé mort,

« lesquels accusent des douleurs vives dans les articulations,
» avec brisement des membres. » Dans le résumé de l'observation du docteur Jack, fait par Follin, nous trouvons : « Une
» trentaine de blessés gardèrent le lit en se plaignant d'une
» sensation de froid, d'un *tiraillement très douloureux* dans les
» articulations des mains, des pieds, des coudes, semblables
» aux secousses électriques, d'une *paralysie incomplète* de ces
» parties et d'une forte angoisse précordiale avec chaleur vive
» à la région épigastrique. » Nous retrouverons plus loin
quelque chose d'analogue chez Darreau, qui fait, le sujet de
l'observation 5.

OBSERVATION II.

*Accident de la gare de Sainte-Feyre, à 6 kilomètres de Guéret.
— Six blessés, dont un mort six mois après des suites de ses
brûlures.*

Le 15 juillet 1868, pendant qu'un soleil splendide éclairait
la cérémonie d'inauguration de la statue de Laënnec, à Quim-
pret, ville natale de l'illustre médecin, un orage effrayant, qui
dura près de deux jours, sévit sur le département de la Creuse,
où il occasionna de nombreux désastres, non-seulement par
le fait de la foudre, mais encore par la grêle qui tomba, à plusieurs reprises, dans un grand nombre de localités. A propos
de ce dernier météore, il se passa un phénomène qui est bien
de nature à dérouter les physiciens qui prétendent que la for-
mation de la grêle est due à l'évaporation rapide produite par
la chaleur ardente du soleil frappant sur un nuage. Le 15 août,
la grêle tomba à Guéret, à 9 heures du soir, c'est-à dire plus
d'une heure après le coucher du soleil, et à Ahun, à 11 heures
du soir. Cette dernière chûte a été observée par mon ami,
M. Aristide Charrières, notaire à Ahun, qui consacre à l'étude
des sciences et principalement de la météorologie, les rares loi-
sirs que lui laissent les affaires, et tient depuis plusieurs
années, dans cette petite ville, un registre d'observations météorologiques. Ces deux faits ne sont pas les seuls qui soient à
ma connaissance : le 6 ou le 7 août 1872, la grêle tombait à
Guéret, à 4 heures du matin. Après avoir ravagé un grand
nombre de localités de la Creuse, où les blés noirs, notamment, eurent beaucoup à souffrir, le même orage s'abattait à

5 heures du matin sur l'Allier, et la grêle brisait à Montluçon les carreaux de toutes les vitres qui faisaient face à la direction du vent. Un autre cas de chûte de grêle pendant la nuit, m'a été rapporté par un des médecins les plus instruits de mon département, M. le docteur Maslieurat-Lagémard, président de la Société médicale de la Creuse. Cette petite digression faite sur un phénomène qui intéresse plus les physiciens que les médecins, mais qui ne mérite pas moins d'être signalé, je reviens à mon sujet : c'est le 16 août, à 3 heures de l'après-midi, pendant une des récrudescences du long orage commencé la veille, qu'arriva l'accident que je vais rapporter.

Dans la maisonnette du garde aiguilleur, Bouchonnet, située à 50 mètres de la gare de Sainte-Feyre, sur un passage à niveau et au bas d'une colline à pente douce [1], étaient réunis aux membres de la famille Bouchonnet, composée de huit à neuf personnes, Mme Bourigeaud, femme du facteur de la gare, et son enfant âgé de deux ans environ. Cette dernière était assise sur une chaise de paille, dans l'embrasure d'une croisée, tenant son enfant sur ses genoux, et les autres personnes faisaient groupe autour d'elle, à l'exception de Bouchonnet, monté au grenier pour en fermer les croisées. C'est dans cette situation que la foudre tombe sur la maison, où elle pénètre par deux trous faits dans le mur ; par l'un, dans le grenier, où elle met le feu et blesse le garde Bouchonnet ; par l'autre, situé au-dessus de l'imposte de la croisée, dont elle brise, en le brûlant, le cadre en bois, elle tombe sur le groupe de personnes dont je viens de parler, et dont cinq sont atteintes plus ou moins gravement.

1° La plus maltraitée de toutes fut Mme Bourigeaud, qui présente à la surface du corps deux larges brûlures, dont voici la description :

a. La première occupe tout le plastron de la poitrine : elle

---

1. Les bas-fonds me paraissent autant exposés aux accidents de la foudre, sinon plus, que les points culminants, témoins : 1° la maisonnette Bouchonnet, dont il est ici question ; 2° l'observation précédente où les deux victimes sont frappées à *mi côte* du versant de la montagne ; 3° la ferme de Jouhet, dont il sera question dans l'observation et qui se trouve placée à un niveau inférieur à ce qui l'entoure ; 4° au mois de mai dernier, le tonnerre tombait à Font aux-Chers (près Guéret), situé sur un ruisseau, dans une gorge assez profonde, et tuait deux vaches dans une écurie. De plus, la foudre semble avoir une prédilection marquée pour certaines localités : les environs de la gare de Sainte-Feyre sont dans le bas ; un propriétaire m'a raconté que des châtaigniers, qu'il avait fait exploiter tout près de là, portaient tous plus ou moins des traces non équivoques du passage de la foudre ; et le château de Sainte Feyre, situé au haut de la colline, était tellement exposé aux coups de tonnerre, qu'on a été obligé de l'orner de trois paratonnerres.

est limitée, à gauche, par le moignon de l'épaule ; à droite, elle s'étend jusqu'à la saillie de l'acromion ; en bas, jusqu'aux mammelons et à l'appendice xiphoïde ; en haut, elle comprend toute la moitié antérieure du cou jusqu'au menton et monte, à gauche, sur la partie latérale du cou et de la joue, où elle forme favori, jusqu'au lobule de l'oreille. Dans toute cette vaste étendue, la brûlure est au troisième degré et comprend toute l'épaisseur de la peau, ainsi que l'a démontré plus tard la chûte des escharres. De plus, à la partie postérieure du cou, à la nuque et presque dans les cheveux, on observe des traînées rouges qui ont l'apparence d'être des brûlures au premier degré, mais sont en réalité des lésions plus graves, ainsi que nous le verrons plus loin. Enfin, dans le pli des deux seins, existent des brûlures au deuxième degré avec phlyctènes.

b. L'autre brûlure occupe la partie inférieure de l'hypogastre entre les deux épines iliaques, les parties génitales, une partie de la région sacrée, et les faces antérieures, internes et un peu postérieures des deux cuisses jusqu'au niveau de la tête du tibia, disposées d'une manière à peu près symétrique des deux côtés. Dans toute cette étendue, on observe les trois degrés de la brûlure : sur les parties centrales, le troisième degré, sur les parties périphériques, une simple rougeur dénotant le premier degré, enfin, entre les deux, le deuxième degré.

L'intervalle, qui sépare ces deux brûlures et qui comprend les 4/5 des parois abdominales, est intact et ne présente aucune trace de lésion. La communication électrique entre elles semble s'être faite au moyen du busc métallique du corset qui est brisé en deux morceaux et fondu à ses deux extrémités. Les lames d'acier de la crinoline qui, dans la position assise, portaient sur la région sacrée et la partie postérieure des cuisses, ont dû aussi servir de conducteurs. Ces diverses pièces métalliques que j'ai déposées au Musée de Guéret, sont, en effet, brisées et les extrémités de leurs fragments fondus. Elles ne sont point aimantées.

Je n'ai pu voir cette femme que le troisième jour après son accident. Mon confrère, le docteur Daguenest, qui avait eu l'obligeance de me remplacer pendant mon absence, avait fait couvrir la brûlure de la poitrine d'un plastron d'ouate et pansé celle de l'hypogastre et des cuisses avec le linément oléo-calcaire, traitement qui fut continué. Ce jour-là, le pouls est à 120 pulsations. Les jours suivants, il descend assez vite à 100. La malade est assez calme et prend du bouillon.

Du dixième au dix-septième jour, les escharres de la poitrine s'enlèvent sous forme de croûtes sèches et parcheminées, laissant à nu une vaste plaie que je fais panser les premiers jours avec des gâteaux de charpie induits de cérat saturné. La crainte que le topique, appliqué sur une aussi large surface, ne produise des accidents saturnins, me le fait bientôt remplacer, selon les indications, par du cérat simple ou de la glycérine. Au bout de trois semaines, le premier et le deuxième degré de la brûlure inférieure sont à peu près guéris et les escharres du troisième degré tombées. Je nourris la malade autant que le permet son état.

A partir de ce moment, je cesse de soigner cette femme. La superstition s'en mêle ; comme au temps de Machaon et de Podolyre, les vieilles femmes de mon pays sont assez disposées à croire que les maladies qui ont une origine céleste doivent être guéries par des moyens divins. De là à prétendre que si la malade au lieu de recevoir mes soins, avait pansé ses plaies avec de l'eau bénite, elle serait guérie depuis longtemps, il n'y avait qu'un pas qui fut vite franchi. L'écoulement d'une cuillerée à café de sang, tout au plus, qui suivit l'enlèvement d'une escharre, fut un prétexte pour jeter de hauts cris. Bref, sans doute après avoir essayé de l'eau bénite, on fit appeler un autre médecin qui finit par l'envoyer à l'hospice de Guéret, où elle succomba, six mois après son accident, épuisée par une suppuration abondante et le développement de tubercules dans la poitrine.

Cette femme, âgée de 30 ans, est maigre et d'une constitution assez débile. Au moment où elle fut frappée par la foudre, elle ne perdit pas connaissance et resta sur sa chaise qui, elle aussi, porte des traces de brûlure.

2° L'enfant Bourigeaud, qui était sur les genoux de sa mère au moment de la chûte de la foudre, présente au genou une brûlure au premier degré peu étendue, sur laquelle s'est développée, au bout de quinze jours, une pustule séro-purulente. A propos de ce développement de pustules quelques jours après la brûlure électrique, je dois dire que le même phénomène pathologique a eu lieu chez la mère : en certains endroits où la brûlure paraissait au premier degré dans le principe, l'épiderme s'est soulevé à la suite d'une sécrétion séro-purulente du derme ; en d'autres points, notamment à l'épaule droite, la brûlure, quoique n'ayant que l'apparence du premier degré, a atteint cependant assez profondément la vitalité du derme pour que celui ci se soit sphacélé quinze jours après l'accident et que la plaie de poitrine se soit étendue jusqu'à la partie postérieure du scapulum.

3° Mme Bouchonnet, qui avait un pied posé sur un barreau

2

de la chaise de Mme Bourigeaud, a ressenti une vive secousse dans la jambe qui est restée froide et engourdie pendant trois jours. Cette femme a éprouvé de la gêne pour respirer et des crachements de sang pendant les quatre jours qui ont suivi l'accident. Depuis, elle ne s'est ressentie de rien qui puisse être mis sur le compte du coup de foudre.

4° Son plus jeune enfant, qu'elle tenait sur ses genoux, a eu, comme elle, de l'hémoptysie les deux jours suivants, et ne présente non plus qu'elle, aucune trace de brûlure. Cet enfant, qui n'avait guère plus d'un an, commençait à se remettre d'un état de faiblesse maladive qui, depuis sa naissance, avait rendu son existence un peu précaire. A partir de la secousse électrique, il redevient chétif; pendant deux mois, il rend la plus grande partie des aliments qu'il ingère, et depuis il a conservé une susceptibilité nerveuse telle que le moindre bruit, la moindre surprise, la plus petite émotion, le font sauter. Il ne s'est jamais bien rétabli depuis, et a succombé en 1871, à la suite d'une scarlatine compliquée d'anasarque.

5° Un des enfants Bouchonnet, jeune garçon de 10 à 12 ans, dont les pieds se trouvaient sous la crinoline de la femme Bourigeaud, présente une légère brûlure avec phlyctène au talon droit. Depuis cette époque, cet enfant éprouve le matin des envies de vomir et des toux quinteuses analogues à ce que nous allons voir, mais à un degré beaucoup plus prononcé, chez son père. La dernière fois que j'ai eu occasion de voir la famille Bouchonnet, j'ai eu le regret de ne pas rencontrer ce jeune jeune homme que j'aurais bien voulu ausculter.

6° Le garde Bouchonnet qui, ai-je dit, était monté au grenier pour en fermer les croisées, ne se rappelle pas, lorsqu'il a été frappé par la foudre, avoir éprouvé autre chose que la sensation auditive du claquement d'un fouet. Il perdit connaissance, et lorsqu'il fut réveillé par les cris des personnes du rez-de-chaussée, il ne se trouva plus dans la même pièce du grenier qui est divisé en deux chambres; l'une antérieure dans laquelle il était au moment du coup, et l'autre postérieure dans laquelle il fut étonné de se trouver à son réveil. Ces deux pièces sont séparées par une cloison et communiquent entre elles par une porte. En descendant, le feu, qui fut éteint par un de ses enfants, était à ses cheveux. Il eut assez de force pour prendre Mme Bourigeaud dans ses bras et la sortir hors de la maison. Mais (phénomène bien fait pour effaroucher la pudeur en toute circonstance !) il s'aperçut qu'il n'avait plus que sa chemise, et que son pantalon avait disparu. Comment ce vêtement indispensable, lors même que l'on se met le plus à la légère comme l'était Bouchonnet à ce moment, lui a-t-il été enlevé? Il l'ignore. Toujours est-il que le bord inférieur d'une des jambes du pantalon fut seul retrouvé dans les débr.s de hardes brûlées par le feu que le tonnerre avait mis au grenier. la montre en argent, qu'il portait sur lui, fut retrouvée, sans fracture ni fusion et allant toujours, sur la tablette de la croisée située à 2 mètres de l'endroit où il se trouvait, lorsqu'il fut frappé par la foudre et projeté en sens inverse. Voici les lésions et troubles fonctionnels consécutifs que j'ai observés chez cet homme.

Les cheveux et les sourcils du côté gauche sont flambés. Au bras gauche et au côté gauche du dos existent des brûlures au premier degré, au niveau desquelles la chemise est roussie.

Le scrotum est assez échaudé pour nécessiter un pansement et un suspensoir pour le maintenir.

La jambe gauche présente sur la face externe, du genou à la malléole, plusieurs brûlures sur la même ligne ; toutes au deuxième degré (vésicules séro purulentes entourées d'une auréole rouge) et assez légères pour être guéries au bout de huit jours. A la malléole existe une brûlure au même degré, mais plus étendue et avec derme dénudé.

La jambe droite présente deux brûlures au deuxième degré. L'une, large comme une pièce de 2 fr., au-dessous du genou, et la deuxième au tiers inférieur de la jambe, transversale, linéaire et longue de 7 à 8 centimètres.

Pendant les huit jours qui ont suivi l'accident, le blessé a eu de l'embarras du côté de la tête, de l'oppression du côté de la poitrine et des crachements de sang plusieurs fois répétés.

Au bout de trois semaines, cet homme était assez bien rétabli pour reprendre son service. Peu de temps après, il quittait sa maisonnette pour aller sur un autre point de la ligne, hors de ma circonscription. J'ai eu depuis occasion de le revoir, notamment au commencement d'octobre 1872. Voici le récit qu'il m'a fait alors d'une singulière névrose dont il a eu à souffrir depuis :

Le matin, en se levant, il est pris assez subitement d'efforts pour vomir, bruyants au point d'interrompre souvent le sommeil de ses enfants, et accompagnés, la plupart du temps, de vomissements et de crachotements comme pour se débarrasser de quelque chose qui le gêne. La crise se termine par une toux quinteuse assez fatigante et qui dure un moment plus ou moins long. Les mêmes accidents se reproduisent assez souvent le soir en se couchant ou le jour pendant son parcours sur la ligne lorsqu'il marche vite. L'examen le plus attentif de la poitrine ne m'a rien révélé ; la respiration est pure quoique peut-être un peu faib.e ; pas de râles sébilants ni d'une autre nature ; pas de sonorité exagérée à la percussion. Le cœur ne présente rien d'anormal. En 1869, dans une communication à ce sujet que j'ai faite à la Société de...... de Paris, j'avais pris cette affection pour un asthme et l'avais qualifiée telle. Le dernier examen que j'ai fait m'a convaincu que j'avais affaire ici à une véritable névrose du nerf pneumo-gastrique.

Au mois de mars 1873, ayant eu occasion de le revoir, il m'a raconté que depuis deux mois ce n'était plus à son lever, mais deux heures avant l'heure habituelle que les mêmes accidents se déclaraient. De plus, il y a une quinzaine, il a eu des hémoptysies pendant deux jours de suite et le sang, qu'il a rendu, était vif. — Actuellement le pouls, moyennement développé, présente 72 pulsations à la minute ; l'habitude extérieure est aussi bonne que possible. A l'auscultation, je ne trouve aucun indice positif de lésion pulmonaire ; seulement, au sommet des deux poumons, il y a une faiblesse respiratoire manifeste. Du reste, Bouchonnet continue de travailler comme il a déjà fait, et paraît jouir d'une santé excellente. Je demande à son médecin la permission de le soigner et l'engage à venir me voir. C'est alors que je lui prescrivis :

Pr. eau. . . . . 300 gr.
Bromure de potassium. . . . . 20 »

F. S. A. une solution. — A prendre, pendant les quatre premiers jours, une cuillerée le matin et une le soir, et les jours suivants trois cuillerées par jour, dont une vers midi. Soit par négligence, soit par tout autre motif, cet homme ne revint pas ; seulement, quelques mois après, l'ayant rencontré par hazard, il m'affirma que cette potion lui avait fait grand bien, et que depuis, sa maladie était bien plus supportable.

Nous avons vu que son fils aîné a éprouvé des accidents semblables, mais beaucoup moins prononcés.

Je dois ajouter que Bouchonnet éprouve de plus, mais seulement lorsqu'il est en repos, un tremblement involontaire de la jambe gauche.

Pour clore cette observation déjà bien longue, je dois dire qu'une jeune fille, qui conserva toute sa présence d'esprit au milieu de la frayeur générale causée par la chûte du tonnerre, dit avoir vu voltiger par la maison une petite boule de feu de la grosseur d'une balle de fusil. Plusieurs personnes de la famille Bouchonnet m'ont en même temps affirmé que la maison était remplie d'une odeur sulfureuse des plus prononcées. Je crois d'autant moins devoir passer ce dernier phénomène sous silence, qu'il est très souvent signalé dans des observations analogues et que la présence du soufre, dans ces circonstances, ne saurait plus faire l'objet d'un doute depuis la curieuse observation de M. Bonjean, de Chambéry. Ce chimiste distingué a, en effet, retrouvé le métalloïde dans la poudre qu'il s'était procurée en raclant un cadre et des chandeliers dorés noircis par la foudre tombée, le 14 juin 1846, sur l'église de Saint-Thibaud de Couz[1]. Mais quelle est l'origine de ce corps? Dans le cas de M. Bonjean, comme dans le nôtre, nous pouvons admettre, selon toute vraisemblance, qu'il résulte de la décomposition du plâtre qui existe dans les crépis de la maison ou de l'église. Il s'agirait de savoir si le phénomène se reproduit en plein champ, là où il n'y a pas de sulfates ou de sulfures à décomposer. Un homme, qui a vu briser et projeter presque par dessus sa tête un châtaignier frappé par la foudre à quelques pas de lui, m'a affirmé avoir ressenti parfaitement l'odeur sulfureuse.

Mais nous verrons plus loin (observ. 5) que Darreau et son fils, que j'ai interrogés à cet effet, n'ont rien senti de semblable. Dans le premier cas, faut-il admettre que le soufre provient de la petite quantité de principe sulfureux qui existe dans les végétaux, puisque la potasse du commerce, qui provient de la lessivation des cendres végétales, offre des traces sensibles de sulfates de soude ou de chaux; ou bien du sel, puisque les terrains mêmes les moins gypseux, présentent des traces des mêmes sels, ainsi qu'en font foi les analyses des eaux d'Evaux et de Néris? Faut-il admettre que le soufre existe naturellement dans l'air où la chimie n'a pu encore dévoiler sa présence? Ou bien ce même corps se forme-t-il aux dépens des principes de l'air, sous l'influence de cette puissante étincelle qu'on appelle l'éclair? Dans cette dernière supposition, le soufre ne serait plus un corps simple, et l'hypothèse que plu-

1. Mémoires de l'Académie des sciences, 1846.

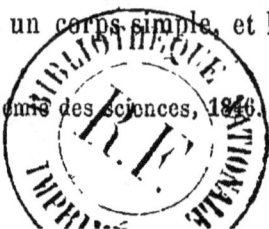

BIBLIOTHÈQUE NATIONALE R.F. IMPRIMÉ

sieurs de mes contemporains d'étude ont pu entendre émettre
par un maître illustre, le professeur Orfila, « que plusieurs des
» corps, qu'on considère comme simples maintenant, sont des
» corps composés dont la chimie parviendra tôt ou tard à sépa-
» rer les éléments, » deviendrait une réalité. C'est, comme on
le voit, un problème des plus intéressants à résoudre, et qui
mérite toute l'attention des observateurs et des savants.

OBSERVATION III.

Accident de Cherchory. — Deux personnes tuées et deux blessées.

Le 28 juillet 1869, vers 8 heures du matin, un violent orage
accompagné d'éclairs et de coups de tonnerre répétés, éclata
sur Guéret et les environs. A 8 kilomètres de cette ville, au village de Cherchory, commune de Saint-Sulpice les-Guéritois,
cinq personnes se trouvaient dans un champ occupées à lier des
gerbes. Quatre d'entre elles se mirent à l'abri sous un chêne
placé au milieu du champ, pendant que la cinquième, qui était
le maître de l'exploitation agricole, se réfugia sous un autre
chêne distant de moins de 10 mètres du premier. La foudre
tomba sur le premier auquel elle causa de nombreux dommages,
et les quatre personnes, qui étaient à l'abri sous son feuillage,
furent renversées sans connaissance. Deux d'entre elles, une
jeune fille de 17 ans et une autre de 19 ans, revinrent de leur
évanouissement; mais un jeune homme de 24 ans et une femme
âgée de 46 ans, ne purent reprendre connaissance, malgré le
secours que leur apporta la personne abritée sous l'autre chêne,
et à laquelle la foudre avait causé plus de frayeur que de mal.
Je ne pus arriver sur le lieu du sinistre qu'à deux heures de
l'après-midi, à cause d'un nouvel orage qui me força à m'arrêter en chemin, c'est-à dire 6 heures après l'accident.

1° Le jeune homme tué, étranger au village, avait déjà été
enlevé par sa famille, et je n'ai pu le voir. Tout ce que j'ai su
des personnes qui en avaient été témoins, c'est qu'il était tout
noir, autrement dit très cyanosé, et que la putréfaction se dé-
veloppait avec une rapidité incroyable.

2° La femme âgée de 46 ans, que je trouve tout habillée dans
son lit, ne présente, sur les parties visibles du corps, aucune
trace de lésion. La peau de la face est plutôt pâle que cyanosée.
Au milieu de l'affliction de la famille qui m'avait fait appeler,
je n'ai pu la faire déshabiller pour la visiter. Quinze jours

après, j'ai appris que les personnes chargées de l'ensevelir, n'avaient rien remarqué à la surface du corps. Ce dernier renseignement doit naturellement être accepté sous bénéfice d'inventaire. Aussi la seule particularité que je puisse signaler et qui mérite réellement de l'être, est une rigidité cadavérique générale, complète et très prononcée, bien que la mort ne remonte qu'à 6 heures. Le docteur Sonrier, médecin en chef du camp de Châlons, dans la remarquable observation de mort causée par la foudre inserrée dans le n° 107 de la *Gazette des hôpitaux*, année 1869, signale le développement rapide de ce phénomène. La même observation a été faite sur les victimes de l'accident du pont de Kelh, arrivé également dans le courant de la même année.

3° 4° Les deux jeunes filles, qui ont survécu et recouvré la connaissance quelques minutes après avoir subi le coup de foudre, portent l'une et l'autre au côté droit une brûlure au premier degré, c'est à dire caractérisée par une simple rougeur. Chez l'une, la lésion occupe la face postérieure et externe du bras, de l'acromion au coude qu'elle dépasse de quelques centimètres pour empiéter sur la face postérieure de l'avantbras. Une phlyctène légère se remarque vers le coude.

Chez l'autre jeune fille, la rougeur, qui a la largeur de la main, s'étend sur la partie latérale droite du tronc, de l'épaule à l'os des iles. A un seul endroit, vers le flanc, l'épiderme est soulevé et la partie présente une teinte grisâtre qui me fait redouter le développement d'un sphacèle. A cet égard, le souvenir de Mme Bourigeaud n'était pas fait pour me rassurer; cette crainte, cependant ne s'est pas réalisée.

Chez les deux, l'état général ne présente de remarquable qu'une légère mobilité nerveuse qui est peut-être autant le résultat de la peur que de la secousse électrique. Dès le lendemain, l'une et l'autre reprenait son travail habituel, et depuis ces jeunes personnes ne se sont ressenties de rien.

Le seul traitement que j'ai prescrit a consisté en une infusion de tilleul sucrée, quelques gouttes de laudanum de sydenham dans une potion calmante, et de l'eau blanche en applications sur les parties effleurées par la foudre.

Au mois d'avril dernier (1874), un membre de la famille m'a raconté qu'une des deux jeunes filles avait eu les parties génitales brûlées, lésion dont elle n'avait pas osé me parler, et que quelques applications d'eau blanche ont fait rapidement disparaître. Dans les observations précédentes, nous avons vu que Couchon, Bouchonnet et la femme Bourigeaud avaient tous eu les parties génitales plus ou moins atteintes. Nous aurons à revenir, lorsque nous traiterons la question médico-légale, sur cette espèce d'affinité de la foudre pour les parties génitales.

OBSERVATION IV.

Accident de Jouhet. — Deux personnes atteintes sans lésions apparentes. — Un chien tué. — Une vache atteinte de paraplégie.

Le 15 mai 1870, sur les 4 heures de l'après-midi, le tonnerre tomba sur la maison habitée par M Parot, fermier à Jouhet, à 100 mètres environ de la gare de Guéret. La tête de la cheminée fut démollie, et le toit du four, attenant à la maison, en partie découvert. L'intérieur de la maison eut à subir de nombreuses avaries : des fragments de crépis sont détachés des murs, des bois de lit sont fracturés, et les boucles des tringles des rideaux enlevées ; une longue scie, appendue au mur, a son mancheron supérieur en bois brisé et fendu longitudinalement, et, à quelques décimètres de son extrémité inférieure pendante, on remarque, dans le mur, un trou qui correspond, à l'extérieur, à un chenil où l'on trouve mort un chien attaché avec une chaîne de fer.

1° Un jeune garçon de 15 ans, qui se trouvait à travers la porte, éprouva une forte secousse et fut roulé jusqu'au milieu de la maison. Lorsqu'on le releva, il était paralysé, et on fut obligé de le porter au lit. On me fit prévenir sur le champ (je ne demeure qu'à 800 mètres de là), et je me rendis sans retard sur le lieu de l'accident. A mon arrivée, le jeune homme avait recouvré tous ses mouvements. Il ne porte sur le corps aucune trace de brûlure, ni d'autre lésion ; l'auscultation ne me dévoile rien, et aucun trouble fonctionnel ne dénonce une lésion interne quelconque. L'accident n'a pas de suite.

2° Une jeune fille a senti le fluide passer sous ses jupons et a entendu un sifflement. Tout s'est borné là pour elle ; et aucune des autres personnes, qui se trouvaient dans la maison, n'a rien ressenti.

3° Quant au chien qui a été tué par la foudre dans le chenil, l'occasion de faire une autopsie était trop belle pour la laisser passer. Je priai M. Delarbeyrette, jeune vétérinaire instruit, ancien élève lauréat de l'école de Lyon, de vouloir bien la faire avec moi. Malheureusement pour moi, nos occupations réciproques ne nous permirent pas d'être libres en même temps, et M. Delarbeyrette dût procéder seul à cette opération. J'en transcris ici le résultat tel qu'il l'a publié dans le *Conciliateur de la Creuse*, n° du 19 mai 1870. Dans ce même document, se trouve l'observation d'une vache devenue paraplégique, très probablement par l'effet du choc en retour.

« Un chien, qui se trouvait attaché par une chaîne en fer dans un chenil attenant à l'angle de la maison et distant de 3 mètres où la foudre a éclaté, a été tué roide.

» Ce chien, mâtin de forte taille, à poil noir et blanc, a présenté à l'autopsie les lésions suivantes :

» Sang noir, non écumeux, sortant par les naseaux. Roideur cadavérique peu prononcée.

» Sur le milieu de la face latérale gauche de l'encolure, au point où se trouvait adapté le collier, on remarque, après avoir coupé les poils, une petite tache d'un rose pâle, de la grandeur d'une pièce de 20 centimes, où l'épiderme se trouve enlevé. A ce point, absence de phlyctènes et présence de quatre petites pointillations rouges disposées en carré. Au-dessous de la peau, au point correspondant à cette tache, on observe une tache noirâtre, grande comme une pièce de 2 fr., échymose formée par une extravasation de sang veineux due à la rupture de petites veinules, affluents de la jugulaire.

» Les gros vaisseaux, le cerveau, la moëlle épinière, les nerfs cervicaux ne présentent aucune lésion appréciable

» Les parois antérieures des ventricules droit et gauche du cœur et des oreillettes, renferment un sang noir, épais et quelques petits caillots; elles sont congestionnées assez fortement.

» Les poumons, surtout le gauche, sont congestionnés et offrent une teinte d'un gris brunâtre; absence de déchirure.

» L'organe le plus affecté est le foie. Le lobe gauche présente, sur le milieu de sa face postérieure, une déchirure de la forme et du volume de la capsule d'un gland, déchirure irrégulière dont le fond est piqueté et où la membrane séreuse, la capsule fibreuse du glisson et les granulations formant le tissu propre du foie, ont été détruites.

» Le lobe moyen et le lobe gauche, présentent çà et là, disséminées sans ordre, une multitude de petites pictures où le tissu du foie a été entamé. L'on dirait que le foie, en ces points, a été piqué par une aiguille à pointe émoussée. Ces pictures sont d'ailleurs peu profondes, 4 millimètres au plus; leur plus grande dimension est de 5 millimètres. »

(J'ai vu cet organe, que M. Delarbeyrette a eu l'obligeance de m'envoyer. Indépendamment des lésions qu'il signale, j'ai pu constater une congestion des plus prononcées de son tissu. Dans le vase qui le contient, il baigne littéralement dans le sang qui en est exsudé depuis deux heures tout au plus, et la pression permet de faire sortir ce liquide en abondance, de la surface des incisions qu'on y pratique.)

« Une vache, qui avait vêlé depuis deux jours, se trouvait renfermée dans une étable séparée de 20 mètres, par une cour, du lieu où la foudre a éclaté ; elle a subi l'action du choc en retour et est tombée frappée de paraplégie.

» A mon arrivée, la bête était couchée sur le côté droit, la pupille largement dilatée, le pouls petit, dur et vite ; il y avait de la sensibilité et de la mobilité dans toute l'étendue de la portion thoracique, et absence de mobilité sur toute l'étendue du train postérieur.

» A l'autopsie, je n'ai pu découvrir aucune lésion se rapportant à l'action directe de la foudre.

» Cette observation, au point de vue médical, me paraît offrir un certain intérêt ; elle éclaire le praticien sur le traitement à employer dans des cas de ce genre : traitement consistant dans l'emploi de la saignée abondante et celle des dérivatifs et révulsifs puissants. »

OBSERVATION V.

Accident de Villameillas. Deux personnes atteintes sans lésions matérielles apparentes. — L'une d'elles, souffrante pendant plusieurs mois.

Le 13 septembre 1873, Darreau, âgé de 45 ans, et son fils, âgé de 14 ans, l'un et l'autre cultivateurs, au village de Villa-meillas, commune de Sainte-Feyre, à 6 kilomètres de Guéret, sont surpris vers 5 heures du soir, dans les champs, par un orage qui les force à cesser leur travail pour rentrer au logis. C'est pendant ce trajet, au moment où ils sautent un mur de clôture, qu'ils sont tous deux renversés par un coup de foudre qui frappe deux arbres, l'un situé à 1 mètre de distance seulement, et l'autre à 3 mètres du premier, c'est à dire à 4 mètres tout au plus des deux personnes en question. Je reviendrai sur la disposition des lieux à propos du choc en retour ; pour le moment, je vais m'occuper uniquement des deux malades.

Darreau, père, qui enjambait le mur, au moment du coup de foudre, en s'appuyant de ses deux mains sur le mur mouillé, fut projeté dans l'héritage voisin à une distance de 3 mètres, sur le dos et les quatre membres écartés. Son fils, qui le suivait, prêt à franchir la clôture après lui, tomba accroupi, mais put se relever aussitôt, et courir au village pour appeler au secours de son père qu'il croyait en danger. La promptitude avec laquelle il fit ce trajet de plus de 500 mètres, l'étonna lui-même : Le bon Dieu me prêtait des ailes, me disait-il quelques heures après. Darreau, père, n'a pas perdu complétement connaissance ; néanmoins il n'est pas sûr de n'être pas mort. Il serait même assez disposé à le croire, si un souvenir ne venait le rassurer à cet égard : il se rappelle qu'une personne de sa connaissance s'est trouvée dans la même position que lui et qu'elle a survécu. L'arrivée de ses voisins vint fort heureusement le tirer de son incertitude ; avec leur secours, il put se relever, et, malgré la faiblesse de ses jambes, regagner son domicile, soutenu par deux personnes.

Arrivé à 8 heures du soir, auprès des deux malades, je les trouve dans l'état suivant :

1° Le fils, bien constitué, n'a éprouvé qu'une secousse qui l'a renversé : pouls à 100 pulsations, pas de soif ni de chaleur à la peau ; il ne ressent rien autre chose qu'une légère douleur dans le mollet gauche. Deux cuillerées à bouche de la potion laudanisée préparée pour son père, le font dormir toute la nuit. L'accident n'a pas eu de suite.

2° Darreau, père, d'une constitution un peu usée et d'un tempérament sec et nerveux, ne présente, à la surface du corps, aucune lésion apparente. Ses habits, pas plus que ceux de son fils, n'ont subi aucune avarie, ce qui indique bien que le choc électrique n'a pas été direct, et que l'accident a été occasionné uniquement par le choc en retour. Absence de céphalalgie ; l'auscultation ne fait découvrir au cœur ni aux poumons aucun bruit anormal ; la respiration n'est pas gênée ; le malade ne tousse pas et n'a pas d'hémoptysie. Le pouls présente 80 pulsations à la minute, mais avec quelques irrégularités : de distance en distance, il offre 3 à 4 pulsations plus accélérées que les autres. La face est pâle ; le corps est couvert de sueurs, et il existe une espèce de mobilité nerveuse bien appréciable. Les membres inférieurs ne sont paralysés ni du sentiment ni du mouvement, et le malade peut se tenir debout pendant que je l'ausculte. Tout ce dont il se plaint, sont : d'un côté, *des nausées et des vomissements fréquents avec un peu de douleur à l'épigastre ;* et de l'autre, *des douleurs très vives, quelquefois lancinantes et lui arrachant des cris,* qui occupent les deux bras, mais principalement le gauche, depuis l'épaule jusqu'au bout des doigts, qui sont le siége de fourmillements.

Ces douleurs n'ont pas pour siége exclusif les articulations ; les masses musculaires sont aussi douloureuses. D'un autre côté, l'énergie musculaire est manifestement affaiblie, et le malade ne serre que très légèrement la main qu'on lui présente. Les premiers de ces accidents, c'est-à-dire les nausées et vomissements avec douleur épigastrique, ont été de courte durée ; les seconds, au contraire, ou *les douleurs des membres avec faiblesse plus ou moins grande*, ont persisté longtemps et vont faire l'objet principal de cette observation. Ces derniers sont exactement de la nature de ceux sur lesquels nous avons appelé l'attention à propos de la mère Couchon. (V. observ. I, n° 2.)

Pr. — Infusion de tilleul sucrée. — Potion avec 25 gouttes de laudanum de sydenham, dans 150 grammes d'eau sucrée, administrée par cuillerée d'abord toutes les demi heures, et ensuite d'heure en heure. — Fomentations sur les bras douloureux et à l'épigastre, avec des étoffes de laine douce trempées dans du lait chaud.

Je dois dire ici que cette dernière partie de la prescription a été une concession à un préjugé populaire : concession sans importance, du reste, puisque les fomentations de lait chaud valent toutes les fomentations émollientes possibles. Déjà, avant mon arrivée, on avait fait boire du lait qui, soit dit entre parenthèses, avait été vomi ; on avait aussi lotionné les parties douloureuses avec le même liquide. Dans nos campagnes, le lait passe pour avoir une efficacité toute particulière contre les accidents de toute nature que peut produire l'électricité atmosphérique. Dans l'incendie, notamment allumé par le *feu du ciel*, les flammes seraient d'une nature toute différente de celle du feu ordinaire et ne pourraient être éteintes que par du lait, l'eau, pour cet effet, se trouvant tout a fait impuissante. Ce préjugé populaire est il une reminiscence de la chèvre Amalthée, qui nourrit de son lait Jupiter enfant, ce qui, pour le dire en passant, le rendit passablement capricieux, ou de la belle génisse Io, qui eut l'heureux don d'adoucir le caractère difficile du Dieu qui lance le tonnerre ? Je l'ignore ; mais je crois devoir signaler cette croyance, dans l'espoir qu'un plus érudit que moi pourra en tirer un meilleur parti.

14 septembre. — D'après les nouvelles qui me sont données, l'état général du malade est un peu meilleur, et les nausées, vomissements et antres troubles gastriques ont disparu. Mais les douleurs des membres sont toujours intenses, et la potion laudanisée a été prise sans procurer de sommeil. Je prescris alors une potion avec 6 grammes de bromure de potassium à prendre en deux jours, mais que l'on fait durer trois. Cette potion ne produit aucun effet appréciable. Les jours suivants, jusqu'au 25, on se contente de faire, deux ou trois fois par

jour, sur les parties douloureuses, des onctions avec un mélange, à parties égales, de baume tranquille et d'huile de camomelle camphrée.

Le 25, Darreau, qui n'a guère gardé le lit que pendant deux jours, vint me trouver dans mon cabinet. Il se plaint toujours de ses douleurs, dans les membres supérieurs, qui ont résisté aux moyens employés, mais qui cependant sont localisées maintenant dans l'épaule, l'articulation du coude et le poignet, c'est à-dire dans les jointures où l'on ressent en particulier la secousse lorsque l'on reçoit l'étincelle de la machine électrique. De plus, l'énergie musculaire est plus grande que le premier jour, et le malade serre avec plus de force. L'appétit manque ; la nourriture gonfle l'estomac et les intestins, et il y a de la constipation ; la langue est un peu chargée, mais il n'y a pas de fièvre.

Pr. — 30 grammes de sulfate de magnésie à prendre dans 3 verres d'eau — Continuation des frictions calmantes. — Prendre chaque jour 3 des pilules suivantes :

R. — Extrait de belladone. — 20 centigrammes poudre de belladone. — Q. S. Pour une masse pilulaire ; F. S. A. des pilules de 2 centigrammes chaque.

Le 26, j'ai occasion de voir Darreau chez lui. Hier, à son retour, il a pris 2 pilules qui lui ont procuré le plus grand calme et l'ont fait dormir d'un bon sommeil, ce qui ne lui était pas arrivé depuis son accident. Ce matin, il s'est purgé, et au moment où je le vois, à 6 heures du soir, il se trouve très bien relativement aux jours précédents ; c'est à peine s'il souffre de ses bras, et il s'occupe à écosser des pois.

Ce mieux, malheureusement, ne persiste pas. La nuit suivante fut mauvaise, et le lendemain sa femme vint me dire qu'un voisin avait persuadé à son mari que son mal étant venu par l'électricité, ne pouvait être guéri que par le même agent, et que par conséquent il devait se faire électriser. Je pus le faire patienter jusqu'au 4 octobre, en continuant le traitement précédent. A ce moment il y a un mieux réel ; les douleurs ont à peu près cessé dans le bras droit où il n'existe plus qu'un peu de faiblesse. Mais du côté gauche il n'y a pas de mieux. Pour ne pas voir le malade m'échapper, il fallut obtempérer à son désir et l'électriser. Pendant cinq minutes, le malade reçut le courant ordinaire de l'appareil de Gaiffe.

Ce traitement, ainsi que je le lui avais fait pressentir, ne fait qu'exaspérer ses douleurs, et il n'a pas la tentation de recommencer. Ce jour là, Darreau me fait part d'une particularité qui mérite d'être mentionnée ici : le 29 septembre, il est allé en voiture, à la foire de Saint Vaury, à 20 kilomètres de chez lui. Le mouvement de la voiture lui a été très favorable ; il n'a pas souffert de la journée et la nuit suivante a été dés meilleures.

Le 18 octobre, le bras droit est revenu à son état normal et n'est plus le siége d'aucune espèce de douleur. Mais le bras gauche est toujours faible, la main serre avec peine et faiblement les objets qu'on lui présente, et les douleurs à caractère névralgique (élancements), persistent dans le membre depuis l'épaule jusqu'au poignet et au bout des doigts. L'épiderme des deux mains et des poignets s'enlève ; ce qui prouve que l'électricité, pour n'avoir pas produit de brûlure, n'en a pas moins agi sur la vitalité du derme.

Presc. — Vésicatoire de 0 m. 10 de long sur 0 m. 05 de large, à appliquer sur le point du bras le plus douloureux. Le panser matin et soir avec 0 gr. 15 d'hydrochlorate de morphine.

Le 25 octobre, après deux applications de vésicatoire, il y a un mieux des plus sensibles.

A partir de ce moment, je ne revois plus Darreau, jusqu'au 16 novembre 1874, époque à laquelle je l'invite à venir dans mon cabinet pour avoir les derniers renseignements pour la rédaction de cette observation. Voici ce qu'il me rapporte :

Le mieux, obtenu par l'emploi de vésicatoires morphinés, ne s'est pas maintenu et le malade a continué de souffrir jusqu'à la fin de janvier 1874. Alors, sur le conseil d'un homme qui, comme lui, avait été frappé par la foudre et avait éprouvé des accidents analogues, il aurait appliqué sur l'épaule des cataplasmes de bryonne et d'orties pelées et cuites ensemble, et frictionné le bras avec de l'alcali volatil. Cette médication toute dérivative, comme on le voit, aurait calmé ses douleurs, qui depuis l'ont laissé en repos, et en même temps donné de la force à son bras.

Actuellement, bien qu'il puisse travailler de son bras gauche, ce membre n'a point encore la force d'autrefois, et notamment ce n'est qu'avec assez de peine qu'il peut le lever en l'éloignant du corps. Comme nous venons de le dire, la douleur a disparu ; cependant elle se réveille encore aux changements de temps, absolument comme dans les rhumatismes et les cicatrices des vieilles plaies. Comme on le voit, l'action de la foudre aurait eu ici un effet analogue à celui du froid et des lésions traumatiques, sur les tissus qui se trouvent modifiés au point d'être sensibles aux variations atmosphériques.

Observation VI.

A ces observations, qui me sont personnelles, je vais ajouter la suivante que je n'ai pas faite, et dont je tiens seulement les détails du sujet lui même. Elle présente des particularités assez intéressantes pour mériter d'avoir sa place ici.

Marron, âgé de 50 ans environ, bien constitué, actuellement chaufournier, près la gare de Sainte Feyre, et habitant la petite ville d'Ahun, à l'époque de son accident, était malade et au lit dans la soirée du 12 août 1866, lorsqu'un orage menaçant éclata sur la localité. Un peu effrayé, il se leva pour voir l'état du ciel, et fut renversé sans connaissance par le tonnerre qui venait de tomber sur la maison. Rapporté dans son lit et revenu à lui, il s'aperçut que toute la moitié droite du corps était paralysée, absolument comme à la suite d'une attaque d'apoplexie. En même temps, la jambe du même côté avait subi un mouvement de rotation tel que le talon était presque tourné en avant et qu'il fallut faire des efforts pour remettre la jambe en place comme s'il s'était agi d'une luxation. On ne remarqua d'autre lésion extérieure qu'une dépression hémisphérique de la peau, à la fesse droite, analogue à celle qu'aurait produite une balle de fusil, ou ce jouet d'enfant qu'on appelle une bille, enfoncée à moitié dans le tissu infiltré d'un hydropique, mais sans léser la membrane tégumentaire.

Au bout de 4 à 5 jours, l'hémiplégie avait disparu, mais était remplacée par une fièvre intermittente qui se présenta avec les caractères assez singuliers que voici : tous les jours, entre 3 et 4 heures du soir, le malade éprouve un frisson accompagné d'un tremblement dans la *moitié droite* du corps seulement, et suivi de douleurs névralgiques dans la moitié droite de la tête et de la face et un peu du tronc, mais non de la jambe. Les douleurs lancinantes de la tête et de la face sont tellement vives que, pendant les quelques heures qu'elles durent, le malade est obligé de se rouler sur le plancher de sa chambre. L'accès se termine par une sueur abondante.

Cet état dura 18 mois, pendant lesquels on fit prendre au malade, sans succès aucun, force sulfate de quinine. Après avoir consulté un grand nombre de médecins des environs, il s'adresse enfin à un dernier qui le guérit complètement en huit jours. Le malade ne peut me donner aucun renseignement précis sur le dernier traitement qu'il a suivi et qui a fait disparaître la maladie ; il me dit seulement que parmi les remèdes

employés se trouvait encore du sulfate de quinine. Peut-être
était-ce le cas parmi les sels de quinine de s'adresser plus
spécialement au valérianate qui aurait agi à la fois sur l'élément
paludéen et l'état nerveux développé sous l'influence de la
foudre. Depuis cet homme n'a rien éprouvé et s'est trouvé
complètement guéri.

En résumé, les effets produits par la foudre sur l'homme et
les animaux, que les observations ci-dessus nous ont permis de
constater, sont les suivants :

1° Brulures *à tous les degrés*, qui constituent la lésion extérieure la plus commune. Nous avons vu chez la femme Bourigeaud et son enfant. que cette lésion pouvait être plus profonde
que ne semblaient l'indiquer les apparences extérieures du
premier moment. Nous reviendrons, dans le chapitre consacré
à la médecine légale, sur quelques particularités propres à ce
genre de lésion.

2o *Déchirures* multiples du foie avec pertes de substance
(chien de Jouhet.)

3c Congestion passive du même organe ainsi que des organes
thoraciques, propre à la mort par asphyxie (même animal.)

4° Roideur cadavérique à développement rapide (femme
tuée à Cherchory.)

5° Cyanose de la peau, *hémoptysie, dyspnée;* symptômes dénotant chez le vivant une congestion pulmonaire.

6° *Hémoptysies, hémorrhagie nasale* avec sang non écumeux,
ecchymoses sous-cutanées, indiquant une rupture de vaisseaux
capillaires, soit par l'effet de la secousse électrique, soit sous
l'influence de la congestion asphyxique.

7o *Tremblement nerveux* involontaire de la jambe (Bouchonnet père), engourdissement 1.

---

1. Grande mobilité ou impressionnabilité nerveuse (enfant Bouchonnet),
plusieurs de nos blessés peu après l'accident.

8° *Névrose du grand sympathique* (Bouchonnet père et fils.)

9° *Douleurs* des membres avec affaiblissement plus ou moins considérable de l'action musculaire ; effet qui me paraît devoir être des plus fréquents et que le médecin doit être souvent appelé à combattre.

10° *Troubles gastro-intestinaux :* douleurs épigastriques, nausées, vomissements, météorisme (enfant Bouchonnet, Darreau père.)

11° *Paralysie*, soit momentanée (enfant de Jouhet), soit *temporaire* et *hémiplégique* (Marron), soit *paraplégique* (vache de Jouhet.)

12° Enfin, un des effets les plus curieux, est assurément cette fièvre intermittente névralgique, affectant exclusivement la moitié du corps paralysé dans le principe, et ayant résisté pendant 18 mois à tous les traitements employés.

Ces effets, je le répète, sont ceux que j'ai été à même d'observer. A propos du traitement et de la médecine légale, nous parlerons d'une manière plus complète des effets divers et principalement des lésions diverses signalées par les observateurs qui se sont occupés de ce sujet.

CHAPITRE II.

Du choc en retour.

Les observations de personnes frappées par la foudre que j'ai rapportées, d'autres faits dont j'ai été le témoin plus ou moins direct et que je vais citer, enfin la lecture de ce que j'ai pu me procurer d'écrit sur l'action de la foudre sur l'homme, m'autorisent à poser la question suivante :

Les dangers que fait courir, à la suite de la décharge électrique, ayant lieu à une distance plus ou moins éloignée, la recomposition subite de l'électricité du corps humain décomposée par l'influence d'un nuage orageux, sont-ils à la hauteur de la crainte que nous ont inspirée et nos traités classiques et nos professeurs de physique ?

Les documents auxquels je viens de faire allusion me porteraient à croire que l'on a beaucoup exagéré les dangers du choc en retour. Quand la décharge d'un appareil électrique, aussi puissant qu'un nuage, produit des lésions aussi graves que celles observées chez la femme Bourigeaud ou le garde Bouchonnet, sans occasionner la mort, il est difficile de comprendre que les quantités relativement très faibles d'électricités de noms contraires, accumulées aux deux extrémités, ou, si l'on aime mieux, aux deux pôles d'un individu, puissent amener ce funeste résultat en se recombinant brusquement. En effet, en supposant que l'influence du nuage orageux s'exerce, sur le sol, dans un rayon de 20 mètres autour du point menacé d'être frappé si l'explosion a lieu, c'est-à-dire sur une surface de 1,200 mètres carrés environ où chaque arbuste, chaque plante, chaque brin d'herbe, chaque caillou mouillé se chargent d'électricité de nom contraire à celle du nuage, et en représentant cette quantité d'électricité par 1,200, celle de l'homme, placé à 10 mètres de ce point menacé, en ne tenant compte que de l'étendue en surface, pourra tout au plus être représentée par 1 : quantité bien différente, comme on le voit, de la quantité totale que recevra l'objet foudroyé au moment de la décharge électrique, si elle se fait.

Maintenant le phénomène, que l'on est convenu de désigner sous le nom de choc en retour, se produit dans deux circonstances différentes où le mode d'action électrique ne me paraît point exactement le même et où, par conséquent les risques, que court la personne qui le subit, doivent différer aussi.

La première est celle où la décharge électrique, au lieu de se faire entre le sol et le nuage orageux, se fait entre ce dernier et un autre nuage. Dans ce cas, si l'homme se trouve le point culminant de la sphère d'action électrique, il pourra assurément se charger d'une plus grande quantité d'électricité que lorsque nous l'avôns supposé à 10 mètres de distance. Mais cette quantité, par rapport à celle que recevrait la personne foudroyée, serait encore relativement très faible, puisque la tension électrique, sur une surface donnée, a toujours des limites et que, pour obtenir de grands effets, les physiciens sont obligés de multiplier les surfaces de leurs appareils.

Enfin, une observation importante à faire, c'est que l'électricité se trouve ici répandue en quantité égale sur toute l'étendue de la surface humaine enflammée. Or, nous avons vu, chez Couchon, la différence d'effets produits par l'électricité concentrée, comme celle de l'éclair, qui avait donné lieu à de profondes brûlures, et par l'électricité, disséminée sur une large surface, qui n'avait fait que flamber les poils. A priori, dans cette circonstance, les effets du choc en retour, si on les rapproche des effets du choc direct, ne paraissent pas aussi à redouter, pour l'homme, qu'on le croit généralement.

La deuxième est celle dans laquelle l'explosion a lieu entre le nuage orageux et un objet terrestre, ou un point plus ou moins culminant du sol chargé d'électricité de nom contraire à celle du nuage ; autrement dit, pour employer l'expression vulgaire, lorsque le tonnerre tombe. Ici, l'électricité du nuage vient neutraliser, en se combinant avec elle, l'électricité libre à la surface du sol et, par suite, celle de l'individu qui se trouve dans sa sphère d'action. Celui-ci éprouve, de la sorte, l'effet du choc en retour absolument comme dans le premier cas ; mais de plus il est nécessairement soumis à l'influence d'un courant électrique qui doit rendre cet effet plus énergique.

En effet, en supposant 1° que, comme dans la circonstance précédente, la sphère d'action du nuage s'étende dans un rayon de 20 mètres autour de l'objet foudroyé, c'est-à-dire sur une surface de 1,200 mètres carrés; 2° que l'électricité positive se dirige vers la négative pour la neutraliser; 3° que l'électricité du nuage soit positive ; l'irradiation aura lieu du centre à la périphérie, et le courant, qui en résultera en un point donne, sera d'autant moins intense que l'électricité se sera répandue sur une plus large surface, ou que ce point sera plus éloigné du centre.

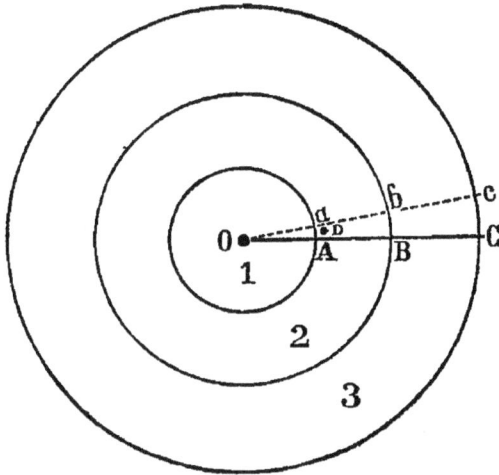

Fig. 1

La condition inverse rendra encore cette vérité plus palpable : supposons d'abord que le sol soit chargé de l'électricité positive qui doive, en se concentrant sur l'objet foudroyé, aller neutraliser l'électricité négative du nuage ; supposons ensuite que la surface électrisée du sol soit divisée, comme dans la figure ci-dessus, en trois zônes par trois cercles concentriques, dont le 1er, d'un rayon O A de 6 mètres, représente une surface de 108 mètres carrés, le 2e, d'un rayon O B de 12 mètres, une surface de 432 mètres carrés, enfin, que le 3e, qui comprend les deux autres, ait un rayon O C de 20 mètres, et par suite une superficie de 1,200 mètres carrés. La surface de la zône n° 1, qui est celle du cercle le plus central, égalera 108 mètres carrés ; celle de la zône n° 2, égalera 432-108 ou 324 mètres carrés ; enfin, celle de la zône n° 3, égalera 1,200-432 ou 768 mètres carrés. Cela étant, si l'explosion a lieu, l'électricité de la zône n° 3, qui occupe une superficie de 768 mètres carrés, se concentrera dans la zône n° 2, d'une superficie de 324 mètres carrés, ou moitié moins étendue, et l'électricité des zônes 3 et 2 réunies, disséminée sur une superficie totale de

1,092 mètres carrés, dans la zône n° 1, d'une superficie de 108 mètres carrés, ou dix fois moins considérable. En d'autres termes, qu'il soit convergeant ou divergeant, le courant sera d'autant plus intense qu'on le considérera à une distance plus rapprochée de l'objet frappé par la foudre.

Or, comme tout courant électrique produit, sur les corps qui subissent son influence, un courant induit dont l'intensité est proportionnelle à la sienne, il s'ensuit que toute personne ou être vivant, placé dans la sphère d'action d'un nuage orageux, aura à subir, lors de la chûte du tonnerre, indépendamment de l'effet du choc en retour ordinaire, l'effet d'un courant induit qui viendra s'ajouter au premier et dont l'intensité sera en raison de sa proximité de l'objet foudroyé.

Ce qu'indique la théorie est confirmé par l'expérience ainsi que l'indique le passage suivant de la deuxième observation de M. le médecin principal Sonrier, publiée en 1872, dans la *Gazette des hôpitaux :* « La décharge électrique a eu lieu chez » Anger, qui a été tué ; ses voisins de droite et de gauche sont » fortement atteints ; puis leurs voisins n'éprouvent que des » secousses légères sans brûlures très étendues. *Il semblerait* » *que la sphère fulgurante projette ses irradiations du centre à la* » *circonférence, et produit des lésions qui sont en raison inverse* » *des distances.* »

Les risques que fait courir le choc en retour sont donc moins considérables lorsque la décharge électrique a lieu entre deux nuages chargés d'électricité contraire que lorsqu'elle se fait entre le nuage orageux et le sol.

II. Cela étant, voyons ce que l'observation nous apprend relativement aux dangers plus ou moins réels auxquels sont exposées les personnes qui se trouvent dans le dernier cas.

1° La mère de Couchon, qui était sous le même parapluie et pressée à côté de son fils auquel elle donnait le bras, faisant en quelque sorte partie intégrante de l'appareil électrique vivant qui a échangé son électricité avec le nuage, en a été quitte pour une forte commotion avec perte de connaissance momentanée.

2° Aucune des nombreuses personnes qui se trouvaient au rez-de-chaussée de la maisonnette de Bouchonnet, même celles qui ont été directement atteintes, n'ont perdu connaissance ni même été renversées.

3° Le maître de l'exploitation agricole de Cherchory, quoique placé à moins de 10 mètres de l'arbre sous lequel quatre personnes ont été foudroyées, a dû être influencé bien légèrement, puisqu'il a pu courir à l'instant même à leur secours.

4° Un effet du choc en retour paraît avoir eu lieu dans l'accident de Jouhet, mais sans aller jusqu'à la mort. La vache, dont il est question dans cette observation, a été, en effet. frappée de paraplégie. Mais cette affection se produirait, paraît-il, assez facilement chez les vaches, dans cette position. sous l'influence d'une foule de causes ; de plus, cet animal, pendant la gestation et après la parturition, est excessivement sensible aux influences électriques : « Les intempéries atmos-
» phériques, dit Grosnier, cité par Boudin, agissent plus for-
» tement sur les vaches que sur les juments : on a vu des
» troupeaux entiers des premières avorter pendant un violent
» orage, soit par la terreur du tonnerre et des éclairs, soit par
» une forte influence électrique. » D'un autre côté, les faits ont démontré que les animaux, en général, sont plus exposés à être tués par la foudre que l'homme, et l'observation de Chierdofrat, que nous rapporterons plus loin, nous en fournira un exemple remarquable.

Il est donc probable que, si à la place de la vache, s'était trouvée une personne, celle-ci n'aurait éprouvé qu'un effet bien minime, comme cela est du reste arrivé aux personnes de la maison, beaucoup plus rapprochées du théâtre de l'accident, et dont une seule a été renversée par le choc direct.

5° Dans l'accident de Villameillas, le fils Darreau, quoique situé à 1 mètre tout au plus de l'arbre frappé par la foudre, s'est seulement accroupi sous l'influence de la secousse électrique ; et son père, quoique projeté à 4 mètres, n'est pas mort par l'effet du choc en retour.

.A ces faits, je pourrais en ajouter un grand nombre qui m'ont été rapportés par des personnes très dignes de foi et qui viendraient, comme les précédents, démontrer que les effets du choc en retour ne sont point aussi redoutables pour l'homme qu'on est porté à le croire. Je me bornerai à y joindre les suivants dont j'ai été le témoin plus ou moins direct, et qui conduisent à la même conclusion.

6° Vers 1844, j'étais alors collégien en vacances, un jeune homme de ma connaissance âgé de 15 à 16 ans, était dans sa grange assis sur une gerbe, regardant ses métayers battre du blé noir. La foudre tombe sur le bâtiment qu'elle incendie, blesse légèrement un des batteurs, et enlève la gerbe de dessous le jeune homme qui fut renversé sans éprouver autre chose qu'une grande frayeur.

7° Dans les premiers jours de juillet 1855, et le matin de bonne heure, la foudre tomba sur le presbytère de Maisonnisses, démollit une partie de la cheminée et alla, en suivant le mur, frapper la pendule de la cuisine, dont elle brisa le timbre et mit la boîte du cadran en pièces. La servante du curé, qui était assise au pied de la pendule, fut renversée par la secousse, mais put se relever à l'instant même et sortir pour appeler du secours. Trois autres personnes, logées dans des pièces différentes de la maison, ne ressentirent rien. Dans la maison voisine située à côté et sous le même toit, étaient six personnes au nombre desquelles je me trouvais : aucune n'éprouva d'autre effet qu'une vive frayeur, bien que ces deux habitations ne fussent séparées que par un mur mitoyen.

8° Il y a 7 à 8 ans, la foudre tomba à Guéret, sur une maison de mon quartier, démollit la tête de la cheminée et, pénétrant dans une chambre du premier étage, sortit par la croisée qui fut en partie brisée. Une dame, qui se trouvait dans une pièce voisine, séparée de la première par une mince cloison, n'éprouva rien, pas plus que les autres locataires de la maison.

9o En 1866, le tonnerre tomba sur la gare de Montaigut, petite station du chemin de fer, située à 15 kilomètres de Guéret. Voici les détails intéressants que m'a fournis M. Désir, chef de station, sur cet accident dont j'ai pu constater *de visu*, le lendemain même, quelques-uns des effets :

« C'était au mois de...... 1866, enfin le lendemain de l'orage qui a brûlé Montaigut [1], et environ à 4 heures 50 du soir. Nous prenions tranquillement notre repas dans la petite salle qui se trouve exactement au-dessus du bureau ; ma femme et ma fille se trouvant l'une à ma droite et l'autre à ma gauche. Portes et fenêtres étaient fermées, car l'orage grondait depuis 20 minutes, et toutes précautions étaient prises, celui de la veille nous ayant tous effrayés.

» Tout à coup et subitement nous entendons, sur la toiture, le bruit que produiraient au moins 50 grenades faisant explosion en quelques secondes. Au même moment, nous nous vîmes entourés de feu ; l'électricité sortait par flammèches de toutes les boiseries. Nous nous crûmes brûlés, et je crois bien que ma femme, quoiqu'elle en dise aujourd'hui, se crût perdue...... Ma conviction profonde a été que nous étions incendiés par la foudre. Aussi, obéissant spontanément à cet instinct de conservation si naturel chez tous les êtres, je pris ma fille sous mon bras et descendis les escaliers je ne sais trop comment. Ce qu'il y a de certain, c'est que cela se passa dans certainement moins d'une minute.

» Arrivé dans le bureau, je vis immédiatement que le danger n'était pas réel et appelai mon facteur. Ce dernier était dans la salle d'attente avec trois hommes. Questionné par moi, le facteur Planchon me répondit ce qui suit : « Lors de l'explosion, » nous nous sommes instinctivement serrés dans les bras les » uns des autres, et nous avons vu descendre du toit de la » station comme des globes de feu qui semblaient éclater en » tombant par terre avec un bruit terrible. Nous nous sommes » crus perdus. »

» Il faut vous dire, monsieur le docteur, que la porte donnant sur la cour n'était pas fermée ; ces hommes pouvaient donc

1. La veille, la foudre avait allumé un incendie au bourg de Montaigut. — Ces détails ne m'ont été fournis que 2 ou 3 ans après.

voir parfaitement ces prétendues boules enflammées qui semblaient ricocher sur la toiture avant de se perdre en terre.

» Un instant après, le facteur Planchon s'est aperçu qu'il lui avait été escamoté par la foudre, deux beaux boutons en cuivre de sa tunique. Nous les avons cherchés dans la salle d'attente, mais ils avaient probablement été rejoindre les 60 mètres de fil omnibus, correspondant à l'appareil, dont nous n'avons trouvé aucune trace. Je suppose qu'il a été fondu.

» Quant à l'appareil télégraphique, comme nous étions en communication directe, il n'y eut que quelques peignes d'un côté fondues 1. Le fil de terre était noirci ; la pierre sous la margelle du puits qui touchait au fil, était noircie et la commotion l'avait fait ressortir un peu.

» Six poteaux du télégraphe ont été scalpés ou avariés ; mais le plus près du poste, du côté de Vieilleville, était réduit en copeaux. »

Dans toutes ces observations, voilà bien des personnes exposées au choc en retour, dont deux seulement, la mère de Couchon et la servante du curé de Maisonnisses, atteintes plutôt par le choc direct que par le choc en retour, ont perdu momentanément connaissance, et dont les autres n'ont rien éprouvé. Le facteur Planchon était pourtant fortement électrisé, puisque l'électricité a pu enlever deux boutons métalliques à sa tunique. La famille Désir devait l'être aussi beaucoup, quand des flammèches électriques sortaient de toutes les fissures des boiseries de l'appartement.

Maintenant, si je compulse la collection de mes journaux de médecine, je ne trouve qu'un seul fait où il soit fait mention du choc en retour, qui aurait donné lieu à une perte momentanée de connaissance. C'est celui qui a été communiqué par Regnauldin, à l'Académie de médecine, le 13 juillet 1845. Lui-même se trouvait à 13 mètres de l'arbre foudroyé, et en quelque sorte

---

1. Une des manipules, ou pièces métalliques mobiles, qui servent à mettre le courant en communication tantôt avec le cadran, tantôt avec la sonnerie, était également fondue et soudée avec la partie de l'appareil avec laquelle elle se trouvait en contact, ainsi que j'ai pu le constater *de visu* le lendemain même.

broyé par la foudre, sans éprouver un effet bien sensible, puisqu'il n'en parle pas. L'homme dont il rapporte l'histoire, devait bien être plus près de l'arbre que lui.

Dans les deux observations de M. Sonrier, bien que la foudre soit tombée au milieu d'un camp sur des tentes remplies de soldats, il n'est pas question d'effets du choc en retour.

Dans le cas observé par M. Lamy, de Clermont, et rapporté par M. Frédet, la foudre tombe sur la diligence, tue cinq chevaux, blesse au front le cocher, qui reste évanoui pendant trois quarts d'heures, et *les voyageurs qui se trouvaient dans l'intérieur de la diligence ne ressentirent rien*.

Ces faits démontrent évidemment que le choc en retour, même dans les conditions qui doivent rendre ses effets plus dangereux, n'est pas autant à redouter pour l'homme qu'on le croit généralement.

Les statistiques confirment de tout point l'expérience que j'émets. Boudin, qui a pu faire une statistique de 1,300 cas de décès par fulguration, ne peut mentionner dans son remarquable travail, qu'un seul cas de mort par le choc en retour; c'est celui qui a été signalé par Brydone, dont parlent depuis 90 ans, tous nos traités de physique et qui a servi de thème à tout ce qui s'est dit depuis sur ce sujet. Mais ce fait présente des circonstances tellement insolites, les effets produits sont tellement considérables, et l'orage, qui semble les provoquer, gronde tellement loin qu'il peut bien être mis au nombre des phénomènes météorologiques rares et extraordinaires. On en jugera par l'exposé suivant que j'emprunte au professeur Bouchardat [1] :

« Peu d'événements de ce genre ont fait autant de bruit que
» celui du 19 juillet 1785, dont Brydone nous a conservé tous
» les détails. A la suite d'une belle matinée, des nuages se
» montrèrent vers 11 heures dans le Sud-Ouest; entre midi
» et 1 heure, ils échangèrent des éclairs auxquels succédèrent

1. Cours de sciences physiques, 1845.

» des coups de tonnerre dans l'intervalle de 20 à 30 secondes.
» Tout à coup, Brydone entendit une forte détonation, comme
» si on déchargeait plusieurs fusils à de courts intervalles;
» *cette détonation n'avait été précédée d'aucun éclair.* A peu de
» distance de la maison, un homme nommé Lauder, conduisant
» une voiture de charbon, fut tué avec ses chevaux; un autre
» charretier, assis sur une voiture qui suivait la première,
» avait vu tomber les chevaux sans apercevoir d'éclair et sans
» éprouver de commotion. Plusieurs morceaux de charbon
» avaient été dispersés. A 5 décimètres derrière chaque roue
» de la voiture, il y avait dans la terre un trou de 5 centi-
» mètres de diamètre, dont le milieu correspondait à l'ornière
» de la roue. Ces détails furent confirmés par des témoins
» oculaires. Dans le voisinage, un berger, qui faisait paître ses
» moutons, vit un agneau tomber mort, et lui même crut sentir
» une flamme passer devant son visage; cet accident précéda
» *d'un quart-d'heure* environ celui de Lauder, et il eut lieu
» à *2,700 mètres* de la place où celui-ci fut tué. Une femme,
» qui coupait de l'herbe à peu de distance, éprouva une forte
» commotion dans le pied et tomba. Le pasteur Bell assura
» avoir senti *le sol de son jardin trembler sous ses pieds.* »

Quoiqu'il en soit de la cause de phénomènes aussi extrordi-
naires et en admettant qu'ils soient le choc en retour, il n'en
est pas moins vrai que depuis cette époque, bien des orages
ont grondé sur bien des têtes, sans que rien de semblable se
soit produit ou, au moins, ait été signalé.

Enfin, les statistiques les plus récentes de cas de mort par
la foudre, qui ont été mises obligeamment à ma disposition par
M. Crosson, inspecteur d'académie à Guéret, sont aussi néga-
tives sur ce chapitre que celle de Boudin[1].

1. Comme on le voit, les statistiques officielles, faites d'après les renseignements fournis par des personnes en général peu compétentes, ne
font guère avancer la question, et peuvent tout au plus établir la fré-
quence relative des cas de mort par la foudre dans les divers pays. Elles
n'auront d'utilité réelle pour la science qu'à dater du jour où l'autorité
exigera que chaque personne foudroyée soit visitée par un médecin chargé
de faire un rapport sur les lésions apparentes et les différentes circons
tances de l'accident, et que l'autopsie de chaque animal tué soit fait par
un vétérinaire ou mieux avec le concours de ces deux praticiens. Au lieu
de quelques chiffres alignés et additionnés, ce seraient des *libri fulmi-
nales*, à l'imitation des Romains, que l'autorité devrait livrer aux savants
qui voudraient faire des recherches. En agissant ainsi, bien des observations intéressantes ne seraient pas perdues pour la science.

Somme toute, sans nier la possibilité de la mort chez l'homme, par l'effet du choc en retour, je reste convaincu que les cas de ce genre doivent être très rares ; et si Arago a pu dire que le nombre des victimes de la foudre est assez restreint pour qu'on puisse regarder comme faible le risque de « périr par le tonnerre, » on peut assurément regarder comme à peu près nul celui de mourir par l'effet du choc en retour.

Pour terminer ce qui a trait à ce sujet, il me reste à parler d'une circonstance qui doit augmenter dans une proportion considérable les dangers que fait courir le choc en retour. Cette circonstance, que le fait que je vais rapporter plus loin m'a révélée et que je n'ai vu signalée nulle part, aurait dû être prévue depuis longtemps. Prenons, en effet, dans la fig. 1 ci-dessus, le secteur C O C, dont l'arc C C = 4 mètres et ayant, par conséquent, 40 mètres carrés de surface. Supposons ensuite le secteur chargé d'électricité positive qui doit s'écouler par le point foudroyé O, pour aller neutraliser l'électricité négative du nuage, conformément à une des hypothèses déjà émises. L'électricité, répandue sur ces 40 mètres carrés de surface, se comportera dans cette portion du cercle comme dans sa totalité, et, au moment de l'explosion, se concentrera dans le petit secteur A O A de 3,60 mètres carrés de surface seulement. Jusqu'ici il n'y a rien que de très ordinaire et les choses se passent exactement comme nous l'avons déjà vu. Mais maintenant supposons qu'au point D, se trouve un arbre à branches écartées et touffu dont l'épanouissement de la ramure et du feuillage représente une surface de 120 mètres carrés. Cet arbre formera un vaste appareil électrique qui, sous l'influence du nuage orageux, se chargera d'électricité de même nom que celle du sol. Cette électricité, au moment de l'explosion, s'écoulant par le tronc, conducteur très étroit qui aura pour effet de la concentrer, viendra se joindre, dans le petit secteur A O A, à celle du secteur C O C. Il en résultera que la quantité d'électricité, qui s'écoulera par le secteur A O A, ne sera plus représentée seulement par 40, mais par 160, et formera, par conséquent, un courant d'une puissance quadruple. Cette puissance pourra être multipliée encore, si plusieurs arbres se trouvent compris dans le même secteur C O C. Il est facile de comprendre qu'une personne qui se trouvera sur le passage de ce courant sera plus exposée à être tuée que si elle était placée sur tout autre point du cercle ne présentant plus les mêmes conditions.

Voici le fait auquel j'ai fait allusion, et qui vient donner à ces vues théoriques, une confirmation expérimentale aussi complète qu'on peut la demander :

Le mercredi 4 juin 1873, vers 8 heures du soir, un orage violent éclata sur Guéret et les environs. Au village de Chéer-du-Prat, situé à 2 kilomètres de la ville, la foudre tomba sur un arbre situé dans une haie qui sépare deux prés. Dans l'un de ces prés pacageaient les bestiaux de la ferme, dont trois bœufs, placés auprès de l'arbre foudroyé, furent trouvés morts le lendemain. Espérant assister à l'autopsie des animaux tués, je me rendis sur le lieu de l'accident vers 11 heures du matin. J'arrivai malheureusement trop tard : les bouchers avaient déjà écorché les trois bœufs, et des ouvriers jetaient les dernières pelletées de terre sur leurs cadavres inhumés dans une fosse commune. Le but de mon voyage était évidemment manqué, car je tenais surtout à constater les lésions produites par la foudre sur les trois victimes. Néanmoins l'examen des lieux me permet d'observer certains effets qui me paraissent dignes d'être recueillis. Leur interprétation me semble, en effet, conduire à quelques vues nouvelles sur le choc en retour et sur le danger plus grand qu'il peut faire courir dans certaines circonstances qui ont passé jusqu'à présent inaperçues.

Dans la haie H H, dont la direction est Sud-Nord, et qui sépare les deux prés P P', se trouvent trois arbres : le premier (1), sur lequel la foudre est tombée, est un peuplier à tête coupée, dont le diamètre du tronc peut égaler 0 m. 50, et la hauteur 12 à 15 m. Le deuxième (2), situé à 6 mètres de distance du côté Sud, est un jeune tilleul de 10 mètres de hauteur environ, celle du tronc jusqu'à la naissance des branches pouvant compter pour 3, de forme cônoïde, à ramure et feuillage épais et touffu, dont la surface extérieure peut présenter 60 mètres carrés approximativement. Enfin le troisième (3), placé à 12 m. Nord du premier est un peuplier moins gros que celui-ci, à tête sèche et à branches peu serrées, longues et écartées.

Une rigole R R, large de 0 m. 20, remplie d'eau courante dont la direction du cours est Sud-Nord, marche parallèlement à la haie dont elle est distante de 0 m. 40 environ.

Les lésions produites par la foudre, sur l'arbre qu'elle a frappé, sont nombreuses : du côté Ouest, qui regarde le pré P où sont les bœufs, l'écorce est déchirée en plusieurs endroits et même enlevée à d'autres ; le beau treillis de lierre, qui l'enlace du haut en bas, a plusieurs de ses mailles brisées et quelques-unes même enlevées et écorcées. Sur le sol du pré, dans la direction des bœufs tués, on ne trouve aucun dégât qu'on puisse mettre sur le compte de la foudre. Il n'en est plus de même du côté du pré P', placé à l'Est de la haie. La face du peuplier correspondante est moins lacérée que l'autre, mais du haut en bas on observe une espèce de bande X V, large de 0 m. 25 à 0,30 centimètres, assez régulière, où les feuilles du lierre sont flétries et noircies. Au pied de l'arbre et de chaque côté, la haie est défaite et le bois mort brisé ; une racine d'arbuste est même arrachée, et une pierre C', du volume de la tête, est brisée et son fragment projeté à distance. Deux troncs de saules morts S' S'', placés dans la haie de chaque côté du peuplier, sont réduits plus ou moins en éclats, et ces éclats sont formés principalement par les couches annuelles du bois dont le tissu conjonctif a été détruit.

Arrivés au pied du peuplier, les différents courants qui l'ont sillonné du haut en bas, paraissent se réunir pour se porter, en majeure partie, d'abord perpendiculairement vers la rigole R R, et ensuite, après l'avoir atteinte et même dépassée, remonter son cours, qui paraît avoir été un conducteur insuffisant, jusqu'au niveau du pied du tilleul (2), où s'arrête toute trace du passage de la foudre. Dans cet intervalle, le sol est excavé : la rigole élargie irrégulièrement de chaque côté, mais principalement du côté du pré, présente, à certains endroits, plus d'un mètre de largeur, (nous savons que sa largeur ordinaire est de 0 m. 20) ; des pierres C C C, recouvertes auparavant par la pelouse, sont mises à nu et saillantes. La figure A A A A A ci-dessus représente, aussi bien que possible, la forme de l'excavation ou de la perte de substance du terrain produite par le passage de l'électricité. La boue, qui constitue le sol très mou à cet endroit, a été projetée dans toutes les directions et surtout à une hauteur considérable : le tilleul en présente des traces jusqu'aux 2/3 de sa hauteur ; la haie vive, de 2 mètres de haut, en est littéralement couverte, ainsi qu'un saule (S), de 4 à 5 mètres d'élévation, placé dans la haie entre le peuplier et le tilleul ; plusieurs mottes sont mêmes suspendues aux branches de cet arbuste.

Il me paraît de toute évidence que tous ces désordres, observés dans le sol, sont le fait d'un courant électrique très puissant établi entre l'arbre foudroyé et le tilleul chargé lui aussi d'électricité de nom contraire à celle du nuage, bien que le dernier arbre ne présente aucune trace du passage de la foudre. Les deux extrémités de l'excavation qui correspondent exactement aux pieds des deux arbres, ne me semblent laisser aucun doute à cet égard. Si nous faisons attention maintenant que la surface extérieure du tilleul, que nous estimons à 60 mètres carrés environ, est peut être plus que triplée par celle de toutes les branches et fenêtres intérieures, ces dernières notamment présentant une double surface à l'accumulation de l'électricité, nous nous ferons une idée des effets terribles que peut produire la décharge d'un appareil électrique de 200 mètres carrés de surface, et nous conclurons qu'une personne, placée dans le courant ou sous le tilleul, aurait couru de plus grands dangers que si elle avait été placée dans l'un ou l'autre pré, à pareille distance du peuplier foudroyé.

Cette conclusion me semble encore justifiée par une particularité bien remarquable de cette même observation : nous avons vu que trois bœufs ont été tués. Deux de ces bœufs, placés en B^1 et B^2, sont à 4 mètres de distance du peuplier foudroyé; et le 3e, placé en B^3, au pied même de l'arbre n° 3, en est à 12 mètres, c'est à-dire à une distance triple. D'après les renseignements qui m'ont été fournis, ces trois bœufs ne présentent aucune lésion extérieure indiquant qu'ils ont été directement atteints par le fluide électrique; seulement *la chair des deux premiers est noire, tandis que celle du troisième paraît naturelle.* Cela laisse supposer que, chez les deux premiers, la mort, dont par parenthèse, des soins donnés à propos auraient pu les sauver, est le résultat d'une asphyxie plus ou moins lente, tandis que chez le troisième moins exposé, à cause de la distance, à l'influence électrique, la mort a été instantanée. Or, le courant qui s'est établi entre le peuplier n° 3 et le peuplier n° 1, bien que n'ayant pas, comme le premier, laissé de traces de son pas-

sage dans le sol, me semble avoir contribué pour une large part
à ce dernier résultat, qui autrement serait bien difficile à expliquer. Ce courant a pu encore être renforcé par l'électricité
d'autres arbres et arbustes qui se trouvent plus loin dans la
même haie.

Notre 5ᵉ observation (de Villameillas), me semble venir à
l'appui de la proposition dont la précédente nous a donné la
confirmation expérimentale ; et Darreau, qui en fait le sujet,
me paraît avoir été projeté à 3 mètres de distance par un courant semblable. M M (fig. 3), est une muraille en pierres sèches
bordée d'une longue file de jeunes chênes plantés de 2 ou 3
mètres de distance les uns des autres. Darreau était à cali-
fourchon au point A sur la muraille, à distance à peu près égale
des chênes C² et C³, éloignés l'un de l'autre de 1 m. 50 environ, et son fils, qui le suivait, placé au point B près du chêne
C³, lorsque la foudre tomba sur le chêne mort C², pour, de là,
aller frapper le chêne C¹, situé à 3 mètres à droite du premier.
Sur le chêne C², l'écorce est soulevée et fendue du haut en bas
et enlevée vers le sommet, et une fente, correspondante à celle
de l'écorce, existe dans le bois, du reste sans trace de brûlure.
Le chêne C⁵ présente à la partie inférieure du tronc, depuis
1 mètre au-dessus du sol jusque dans la racine, une perte de
substance formant une rainure profonde, comprenant l'écorce et
une partie du bois, d'une largeur de plus d'un pouce. Aucune
trace du passage de l'électricité d'un arbre à l'autre n'existe
dans le sol. Ici, il est évident que Darreau, qui ne présente du
reste aucune trace de brûlure, n'a pas été atteint directement
par la foudre, puisque la direction de celle-ci a eu lieu en sens
tout contraire, mais seulement par le courant formé par l'électricité des chênes C³, C⁴, C⁵, etc., qui bordent la muraille.

Dans les notes, prises sur les lieux mêmes, qui m'ont servi à
rédiger l'observation de Chier-du-Prat, j'avais désigné ce phénomène électrique sous le nom de *choc en retour complexe*. L'individu qui y est soumis a, en effet, à subir l'influence de son
propre choc en retour et celle du choc en retour des objets qui

l'avoisinent. Est-ce là le nom qui lui convient? Je laisse à de plus compétents que moi le soin d'en décider. Dans tous les cas, quelque soit le nom qu'on lui impose, il est utile d'en tenir compte, puisqu'il en résulte qu'en temps d'orage, l'abri sous un arbre est dangereux à plus d'un titre lorsqu'il se trouve dans le voisinage d'autres arbres, et que le plus sûr, en pareille occurence, est encore de se coucher en rase campagne, le plus loin possible de tout point culminant et de tout passage probable d'un courant d'un arbre à l'autre. Mais si quelque circonstance particulière, comme la chûte de la grêle, forçait à s'abriter sous un arbre, au voisinage de plusieurs autres, il faudrait choisir de préférence le plus extérieur au groupe et se placer du côté opposé à celui qui regarde les autres arbres. C'est, en effet, par les faces qui se correspondent, que les courants de l'un à l'autre arbre doivent avoir le plus de tendance à s'établir, en vertu de l'attraction qui tend à réunir les deux électricités de nom contraire.

Avant de terminer ce chapitre, un dernier mot sur les deux dernières observations dont nous venons de nous occuper. Elles viennent confirmer la vérité de ce fait signalé, depuis longtemps, par plusieurs observateurs, Grônier notamment, que les animaux, et en particulier ceux de l'espèce bovine, sont plus sensibles que l'homme aux influences électriques, et qu'ils peuvent être tués par la foudre ou simplement par le choc en retour, là où ce dernier ne court que des risques insignifiants.

Il y a huit mois que ces lignes sont écrites, et trois mois que la Société de médecine du Nord m'a décerné, pour ce mémoire, une récompense dont je suis fier et profondément reconnaissant, lorsque je reçois, à la date du 20 juillet 1875, de mon confrère et ami le docteur Bontemps, de Saint-Sulpice-les-Champs, près Aubusson (Creuse), l'observation suivante qui vient trop bien confirmer les idées que j'ai émises sur le choc en retour, pour ne pas l'insérer ici, à la suite de ce chapitre. Je reproduis textuellement la rédaction de ce fait intéressant, telle que me l'a envoyée ce confrère distingué.

Observation de chute de la foudre suivie d'effets de choc en retour.

« Le 1er juillet 1875, vers les 6 heures du soir, un violent orage partant de deux points opposés, venait éclater au Midi du bourg de Saint Avit-le-Pauvre, canton de Saint Sulpice-les-Champs. Le nommé Jean Bord, beau vieillard de 75 ans, gardait ses bœufs dans un pâtural situé à près de 600 mètres du bourg et sur la limite d'une superbe futaie de hêtres gigantesques ; la pluie devenant torrentielle, Bord eut l'idée de se réfugier au pied d'un très bel arbre à *branches touffues*, et qui lui offrait un abri contre l'eau ; mais à peine y fut-il installé, debout, *le dos appuyé après le tronc*, la face tournée au Sud, ayant à la main une très grande aiguillade, qu'il entendit un violent coup de tonnerre et qu'il fut renversé incontinent.

» La commotion qu'il éprouva ne fut pas de longue durée, car il se releva bientôt en s'aidant de son aiguillade, sentit une douleur un peu vive dans les reins et se disposa à rentrer chez lui, lorsqu'il remarqua que son sabot gauche était hors de son pied et brisé en plusieurs fragments, la paille qui garnissait l'intérieur du sabot était projetée au loin. Il partit cependant avec un pied nu, et se rendait lentement chez lui, lorsqu'il rencontra son fils et son gendre qui tout inquiets venaient à son devant ; ils voulurent le porter, mais il n'eut pas besoin de leur aide et marcha difficilement, mais seul.

» En arrivant, on remarqua que ses habits étaient déchirés en plusieurs endroits ; en effet, il s'était fait à la veste, au gilet, à la chemise et au gilet de flanelle une large ouverture au niveau de l'épaule droite, *le gilet de flanelle seul paraissait brûlé* ; le pantalon avait aussi deux trous en haut et en arrière, et un autre plus grand au niveau du mollet gauche, le cuir des deux bretelles était décousu dans la partie qui embrasse la boucle en fer.

» La peau paraissait offrir des traces de brûlures ressemblant aux suites de l'application d'un vésicatoire, avec des irradiations rouges dans tous les sens. On se contenta de mettre dessus de la crème et des feuilles de verbascum thapsus cuites dans du lait. Le lendemain, Bord, qui est encore valide malgré son grand âge, se remettait à son travail, sans éprouver autre chose qu'un peu de lassitude et une cuisson au niveau de ses brûlures.

» Je n'ai vu ce vieillard que 18 jours après, il porte encore des traces de la foudre; au niveau de l'angle inférieur de l'omoplate droite, il existe une croute de la largeur d'une pièce de 2 francs, grise et faisant une saillie de 3 à 4 millimètres; de ce point partent deux lignes rouges représentant un grand V renversé, se dirigeant en bas, l'une se perdant vers le sacrum et l'autre s'arborisant sous la fesse droite où elle se perd. La jambe gauche n'a rien, et cependant c'est à cette partie que le pantalon est largement troué. Le pied gauche n'a plus rien, mais il était sillonné par des lignes rouges de suite après l'accident.

» Je me suis transporté auprès des arbres foudroyés, avec Bord, que j'ai fait mettre dans la position où il se trouvait au moment où il a été renversé par la foudre.

» L'arbre sous lequel il était à l'abri est un hêtre, ayant à hauteur d'homme, 1 mètre 80 de circonférence; sa hauteur est de 16 à 17 mètres, *sa ramure est forte*, il est situé sur la limite Sud de la futaie et étend *ses grandes branches* jusque sur le pâtural où étaient les bœufs: *il n'a pas été foudroyé et ne porte aucune trace d'atteinte.* Bord m'a fait remarquer deux excavations peu profondes où ses pieds étaient placés; il croit que la foudre a pris cette direction pour sortir de son corps, mais ces excavations ressemblent à beaucoup d'autres que j'ai remarqué au pied des autres arbres de la futaie, entre les grosses racines qui émargent de terre à fleur du tronc.

» Mais si cet arbre ne présente aucune trace de la foudre, il n'en est pas de même de deux autres hêtres voisins. Le premier, situé à 15 mètres en contre haut dans la direction du Nord-Ouest, est un arbre qui, l'écorce étant entièrement enlevée, mesure 3 mètres 10 de circonférence; il a une ramure magnifique, s'élevant au moins à 20 mètres et s'étendant à 7 ou 8 mètres en largeur du côté du Nord où il limite la futaie. Le tronc est entièrement écorcé du haut en bas, et sa partie moyenne est brisée en éclats et semble avoir été tordue; des éclats volumineux semblent avoir été repoussés de dedans au dehors. Une forte charge de poudre, éclatant au centre de l'arbre, eut produit moins d'effet. On ne saurait dire de quel côté la foudre l'a frappé.

» Entre cet arbre et celui où était Bord, il en existe un autre, mais de petite dimension et qui n'a pas été atteint.

» Le deuxième arbre frappé est aussi un hêtre mesurant 2 mètres 48 de circonférence sur une hauteur de 18 mètres environ, ayant aussi une très belle ramure, mais moins étendue en largeur, étant resserrée par les arbres voisins ; il est situé à 22 mètres à l'Est du premier et à 13 mètres Nord-Est de celui qui abritait Bord. Il a été déchiré et écorcé dans une grande étendue, surtout dans la partie supérieure du tronc et *du côté de l'arbre abri*. L'écorçage a lieu par grandes plaques jusqu'à 2 à 3 mètres du sol.

» Je ne puis mieux représenter les diverses phases de cét accident que par la figure ci-dessous A, représentant l'arbre abri ; B et C, les arbres foudroyés ; l'échelle étant pour la distance de 1/2 centimètre par mètre.

Nord

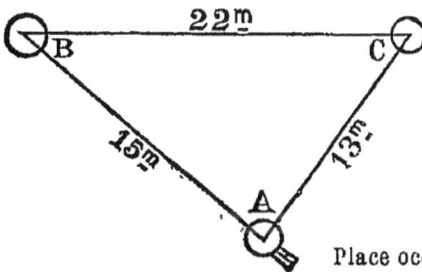

Place occupée par Bord.

» Bord, appuyé contre l'arbre A, était sur la face opposée à l'arbre B, le plus violemment atteint ; l'arbre C était à sa gauche. Entre toutes ces lignes, je n'ai pu retrouver aucune trace de la foudre.

» L'orage venant de deux points différents, le choc des deux nuages a dû avoir lieu sur l'arbre B, et l'arbre C, dont la hauteur est à peu près la même, a dû être atteint également. Bord n'a éprouvé que les effets du choc en retour, c'est-à-dire que la suite de la violente explosion aux points B et C ; tous les corps avoisinants étant saturés d'électricité, ont repris instantanément leur état naturel, et par suite a eu lieu la recomposition subite du fluide qui détermine souvent des effets assez violents pour frapper de mort les hommes et les animaux. Bord doit s'estimer très heureux d'en être quitte pour quelques brûlures, et de n'avoir éprouvé aucun trouble fonctionnel.

» Je désire, mon cher confrère, que cette observation mal rédigée, mais très exacte, puisse confirmer la nouvelle théorie que vous avez eu l'honneur de voir couronner par la Société de médecine du Nord.

» Saint-Sulpice-les-Champs, le 20 juillet 1875.

» Dʳ A. BONTEMPS. »

Cette observation est une confirmation éclatante du phéno-

mène que j'ai désigné sous le nom de *choc en retour complexe.*
Dans ce cas, il est évident que le hêtre sous lequel s'abritait
Bord, avec ses *grandes branches* et *sa ramure touffue,* qui offrait
à l'électricité une surface peut-être triple de celle du tilleul de
Chier-du-Prat, formait un vaste appareil chargé d'électricité de
nom contraire à celle du nuage orageux qui l'influençait. Lors
de l'explosion, cette immense quantité d'électricité, qu'elle se
soit écoulée dans le sol, qu'elle soit allée contribuer à neutraliser l'électricité du nuage qui a frappé les deux arbres voisins,
que cette dernière, additionnée ou non de l'électricité libre re-
foulée dans le sol, soit venue en quantité suffisante pour la
neutraliser sur le hêtre même où elle est répandue.

Cette immense quantité d'électricité, dis-je, de quelque côté
qu'elle vienne, a dû se concentrer dans le tronc, conducteur
relativement très étroit, et y produire un courant soit descendant, soit ascendant d'une grande puissance.

C'est ce courant qui a brûlé le *dos* de Bord, qui se trouvait
appuyé contre le tronc par cette partie du corps, et endommagé
ses habits dans *la région correspondante.* Il est vraisemblable
que cet homme n'aurait rien éprouvé de pareil, si, se trouvant
à la même place, le hêtre qui lui servait d'abri avait pu être
supprimé avant la chûte de la foudre sur les deux arbres voisins; en d'autres termes s'il avait été soumis au choc en retour
simple. Il est probable qu'il en aurait été quitte alors pour une
secousse plus ou moins forte: Quoiqu'il en soit, ce cas vient
donner une nouvelle preuve du peu de danger que le choc en
retour fait courir à l'homme.

Bord doit cependant s'estimer heureux d'avoir été placé sur
la face de l'arbre opposée à celle qui regarde les deux arbres
qui ont été foudroyés. Avec la quantité d'électricité qui les a
frappés, si on en juge par les effets produits, il aurait pu courir
de bien plus graves dangers et peut être même être tué par la
seule puissance du courant beaucoup plus intense sur cette
dernière face que sur celle où il était appuyé.

Au point de vue médico-légal, cette observation a aussi son

importance : elle nous offre d'abord cette circonstance que nous ferons valoir plus tard, savoir *la brûlure du gilet de flanelle qui touche la peau*, sans que les autres vêtements qui le *recouvrent* extérieurement, présentent la même lésion ; elle nous montre ensuite que la victime peut présenter des lésions traumatiques et des désordres dans ses habits sans avoir été atteinte directement par la foudre.

CHAPITRE III.

Traitement des accidents de la foudre.

Ici, comme dans toutes les affections traumatiques, en général, dans la classe desquelles rentrent celles dont nous nous occupons, c'est des lésions produites que doivent se tirer les indications les plus rationnelles dans l'application des moyens curatifs. Parmi ces lésions, celles, qui affectent les organes internes essentiels à la vie, tiennent naturellement le premier rang. Malheureusement, si les lésions extérieures, produites par la foudre sur l'homme et les animaux, ont été observées avec assez de soin dès les temps les plus reculés et l'antiquité romaine surtout, il n'en a pas été de même des lésions internes. Il nous faut, en effet, arriver à ces dernières années pour trouver des autopsies complètes de personnes foudroyées. On peut s'en convaincre en lisant le travail de Boudin [1], qui a réuni, sur ce sujet, tous les documents connus puisés à toutes les sources et dans les historiens de tous les temps, et qui ne nous cite pas une ouverture de cadavre. Aussi, dans l'état actuel de nos connaissances, vais-je en l'absence de toute classification, essayer de classer, au point de vue du traitement, les lésions produites par la foudre sur l'homme et les animaux. Ces lésions sont :

1° *Des brûlures plus ou moins étendues et à tous les degrés.*

1. Histoire médicale de la foudre, en Annales d'hygiène et de médecine légale, 1854 1855.

Ces lésions extérieures sont les plus fréquentes, existent seules ou avec les autres lésions dont nous allons parler, et le plus souvent ne sont pas de nature à amener par elles-mêmes une mort immédiate. J'en excepte, bien entendu, les cas rares, mais qui se sont rencontrés, où la foudre a produit une incinération complète de l'individu dont le corps est tombé en poussière en le touchant. On comprend aussi qu'une brûlure moins complète que cette dernière puisse cependant être assez prononcée en étendue comme en intensité et en profondeur, pour amener rapidement la mort.

Leur traitement ne diffère pas de celui des brûlures produites par d'autres causes, ce qui me dispense de le donner *in extenso*. Il peut se faire cependant que les plaies, qui résultent de ces brûlures après la chûte des escharres, prennent un caractère atonique qui exige l'application de topiques plus ou moins excitants. J'ai à peine besoin d'ajouter que lorsque les brûlures sont étendues, comme chez la femme Bourigeaud, et que les plaies demandent un temps très long pour se cicatriser, il faut nourrir les malades autant que le comporte leur état, et au besoin avoir recours à une médication tonique.

2º De grandes lésions traumatiques, affectant indifféremment les organes de la vie animale et les organes de la vie organique. — Telles sont, pour ne citer que des faits qui ont été observés [1], les perforations et fractures communicatives du crâne avec désorganisation plus ou moins profonde du cerveau ; les ruptures du cœur ; l'arrachemement d'un bras, d'un bras et de la moitié de la tête ; de la langue (cas relativement fréquent), de la langue et de la mâchoire ; l'éventration avec sortie, par l'anus, du rectum du colon [2], etc.

Avec des désordres de cette nature, il est évident que toute médication est le plus souvent inutile. Mais dans les cas où la

---

1 Voir Boudin, Panémie.

2. Frédet, Gaz. hôp., 1872

personne survit, il est évident aussi que le traitement ne ré-
clame pas d'autres moyens que ceux qui sont mis en pratique
pour des lésions identiques produites par d'autres causes, les
plaies par armes de guerre, par exemple.

3° *Des lésions traumatiques beaucoup plus légères*, comme
ecchymoses dans le cuir chevelu, le cerveau, les poumons (Sonrier), dans la profondeur ou à la surface des organes, ou bien
disséminées à la surface du corps : lésions dues à la rupture
des vaisseaux capillaires, qui paraît devoir fréquemment se
produire sous l'influence de la commotion électrique, ou bien
pertes de substances légères comme nous l'avons observé,
M. Delarbeyrette et moi, sur le foie du chien de Jouhet, qui
fait le sujet principal de notre 4° observation. Comme ces
diverses lésions, de même que les congestions actives et passives consécutives, sont souvent la cause ou le point de départ
d'affections diverses et troubles fonctionnels qui s'observent à
la suite des coups de foudre, nous nous occuperons plus loin
de leur traitement, en même temps que de celui de ces derniers.

4° Y a-t-il altération chimique du sang sous l'influence d'une
décharge électrique aussi puissante que celle d'un nuage orageux ? C'est une question que je pose, mais qui, jusqu'à présent, ne me paraît pas avoir été résolue. Elle est assurément
des plus dignes de l'attention des chimistes et des physiologistes.

Sous la même influence, y a-t-il modification de structure et
altération histologique des tissus et des diverses parties du
tissu nerveux (centres, comme cordons) en particulier ? C'est
encore ce que je ne saurais dire ; je me borne à appeler sur
cette question l'attention des micrographes.

Telles sont, d'après les observations qui me sont personnelles ou celles d'autres observateurs que j'ai eu occasion de
lire, les *lésions directes* produites par la foudre sur les personnes ou les animaux qu'elle frappe.

Maintenant ces *lésions directes*, soit isolées, soit réunies, peuvent exister sans complication d'engorgements consécutifs des organes internes.

Dans la dernière observation de M. Sonrier, le cuir chevelu est infiltré de sang, les méninges congestionnées et les couches optiques ramollies ; mais on ne trouve pas, comme dans la première publiée par le même auteur, ces congestions passives des organes thoraciques et abdominaux qui caractérisent la mort par asphyxie. Dans ce cas, l'effet de la foudre a été non-seulement celui d'un coup d'assommoir, mais encore la commotion a été telle que l'activité de tout le système nerveux a été instantanément éteinte ; il y a eu mort immédiate par sidération.

Ce genre de mort doit être fréquent et peut exister même sans lésions traumatiques, au moins apparentes, car la commotion à elle seule, sans désordres matériels, peut être suffisante pour amener la mort. Mais la sidération n'amène heureusement pas toujours un résultat aussi funeste. La gravité des accidents causés par la commotion électrique est, en effet, très variable, et si, dans beaucoup de cas, elle anéantit l'activité du système nerveux tout entier et avec elle la vie, dans beaucoup d'autres elle ne fait que la suspendre, et la personne foudroyée peut reprendre connaissance au bout d'un temps plus ou moins long. C'est ce que nous avons observé chez la mère de Couchon, Bouchonnet et les jeunes filles de Cherchory, dont la perte de connaissance a été de courte durée. Le cocher dont parle le D' Frédet, n'est revenu à la vie qu'au bout de 3/4 d'heures, et Boudin rapporte plusieurs cas où les personnes foudroyées n'ont repris leurs sens que plusieurs heures après l'accident. Le cas le plus extraordinaire, sous ce rapport, est celui du matelot Chénel, frappé par la foudre, avec plusieurs de ses camarades, à bord de la *Félicité*, le 16 décembre 1856[1], qui ne revint de son évanouissement qu'au bout de 48 heures. *Ces observations sont importantes au point de vue du traitement,*

1. Compte-rendu de l'Académie des sciences et Gazette des hôpitaux, 1857, page 155; observation de M. Guyon.

puisqu'elles nous démontrent que bien souvent la MORT N'EST
QU'APPARENTE, *et que nous pouvons toujours espérer pouvoir rap-
peler un foudroyé à la vie, lorsqu'il n'y a pas de grands désordres
produits et que la rigidité cadavérique si rapide en pareilles circonstances, n'est point encore survenue.*

Bien souvent les effets de la commotion peuvent être tout à
fait partiels et se réduire à des paralysies plus ou moins limi-
tées et plus ou moins durables ; ou bien, par suite de la réac-
tion qui s'opère dans les nerfs commotionnés, donner lieu à des
douleurs dans les membres qui paraissent être la manifestation
d'une véritable névrite.

Mais le plus souvent, avec ou sans les lésions ci-dessus indiquées, on trouve, chez les personnes tuées par la foudre, les
lésions propres à la mort par asphyxie, c'est-à-dire des congestions passives du cerveau, des poumons, du foie, etc., qui
sont plus ou moins gorgés de sang noir. C'est au moins ce que
démontrent les autopsies faites dans ces dernières années :
chez le sujet de M. Frédet, le poumon gauche était très con-
gestionné. Le chien de Jouhet nous a présenté la même lésion
dans les deux poumons, mais surtout à un degré très prononcé
dans le foie. Il en a été de même chez les soldats tués au pont
de Kehl en 1869. Mais l'observation la plus concluante, à cet
égard, est celle relative à la mort du capitaine Lacroix, tué au
camp de Châlons, et publiée dans la *Gazette des hôpitaux*, par
le Dr Sonrier. Indépendamment d'une congestion cérébrale pro
noncée et d'épanchement de sang dans les méninges, il y a :
« Hyperhémie des poumons qui sont volumineux, gorgés de
» sang noir qui ruissèle en abondance sur les tranches de sec-
» tion, mais crépitants et surnageant sur l'eau. — *Les cavités
» droites du cœur sont remplies par un coagulum volumineux,
» noir et diffluent ; état de vacuité du ventricule gauche.* — Foie
» de consistance normale coloré en rouge et brun. » Cet ensemble de lésions est bien le type de celles qu'on observe dans
l'asphyxie.

Ces lésions démontrent évidemment : ou que la vie de relation a été seule atteinte et anéantie par le choc électrique, et que, la circulation continuant de se faire, la vie organique s'est éteinte uniquement, parce que l'immobilité de la poitrine a empêché la respiration de se faire et a amené la mort par suffocation ; ou bien que la vie organique, moins fortement atteinte que la vie animale, a pu se réveiller seule après un moment de suspension plus ou moins long, et que le cœur a pu recommencer et continuer à battre jusqu'à ce que la même cause ait amené le même résultat funeste. L'intensité de la congestion des organes indique que cet état peut durer pendant un laps de temps assez long, si nous en jugeons par les expériences de Bichat, sur la mort par asphyxie.

Cet illustre physiologiste a vu, en effet, que le sang ne devient noir, dans la carotide, qu'après 2 ou 3 minutes de suspension de la respiration, et que c'est au bout de 5 minutes que la muqueuse commence seulement à se cyanoser.

Entre ce moment et celui où la congestion du foie peut arriver au degré où nous l'avons vu chez le chien de Jouhet, il s'écoule nécessairement un temps assez long, pendant lequel il est possible de ramener l'animal à la vie, si on parvient à rétablir la respiration. L'autopsie des deux soldats tués par la foudre au pont de Kehl en 1869, dont l'un mort instantanément, et l'autre après quelques minutes seulement, me paraît fournir une démonstration expérimentale à ces vues théoriques. Je trouve, en effet, dans mes notes, prises dans un journal scientifique qui me fut alors communiqué : « Autopsie. — Aucune lésion mécanique » n'explique la mort ; les caractères anatomiques sont ceux de » l'asphyxie, mais *moins prononcés chez l'homme qui avait péri » instantanément.* » Je regrette de n'avoir pas, à ma disposition, la relation faite par M. le professeur Jourde, de cet accident.

Cet exposé et les considérations qui l'accompagnent, nous montrent les véritables médications à remplir dans le cas où le médecin est appelé auprès d'une personne qui vient d'être frappée par la foudre et qu'il trouve inanimée. Ces indications

sont évidemment de rétablir et d'entretenir la respiration, et de
réveiller par tous les moyens possibles la sensibilité et la myotilité de l'individu. Ces moyens, pour la plupart, sont du reste
applicables à l'une et l'autre indication.

Parmi les moyens propres à rétablir la respiration, dans le
cas qui nous occupe, nous devons citer, en premier lieu, la
projection d'eau à la face, comme dans la syncope. La nature
semble avoir pris soin de nous le faire connaître : on a vu, en
effet, plusieurs fois des personnes foudroyées revenir à la vie
sous l'influence de la pluie battante qui accompagne l'orage.
Les autres moyens sont : les mouvements artificiels imprimés
aux parois de la poitrine ; l'insufflation pulmonaire de bouche à
bouche, avec un soufflet, ou le tube laryngien et en s'aidant, au
besoin, *in extremis*, de la trachéotomie; les agents propres à provoquer l'éternument, comme la titillation des narines, le tabac, la
fleur d'arnica, ordinairement commune dans les champs dans la
saison des orages. L'électricité administrée à courants interrompus
de manière à provoquer les mouvements d'élévation et d'abais-
sement du diaphragme, à l'aide d'aiguilles implantées entre la
8ᵉ et la 9ᵉ côte, vers les insertions de ce muscle, aurait le
double avantage de rétablir la respiration et de stimuler les
nerfs tant moteurs que sensibles.

Malheureusement, on a assez rarement un appareil à sa disposition. Un moyen déjà conseillé pour la réduction des her-
nies étranglées, mais qui me paraît devoir être employé avec
plus d'avantage dans l'asphyxie, est l'application, sur les parois
de l'abdomen, d'une grande ventouse, un pot à lait, par exemple,
au fond duquel on fixe, à l'aide d'un pain à cacheter, de pain
mâché ou simplement d'un peu de terre glaise lorsqu'on se
trouve en plein champ, un tampon d'étoupes, de papier froissé
ou d'herbe sèche, auquel on met le feu. En imprimant à cet
ustensile, convenablement appliqué, des mouvements de va et
vient d'avant en arrière ou mieux de haut en bas, puisque le
sujet est couché sur le dos, on communique les mêmes mouvements très étendus au diaphragme, en produisant un véritable

jeu de soufflet. La puissante aspiration de la ventouse doit encore ici produire une dérivation salutaire.

Les moyens plus spécialement propres à réveiller la sensibilité et la myotilité, tout en activant la circulation du sang, sont : Les frictions irritantes à la peau, soit sèches avec une étoffe de laine imprégnée ou non de vapeurs aromatiques, soit humides, avec du vinaigre, de l'eau-de-vie, des alcoolats aromatiques ; les sinapismes, l'urtication, la flagellation ; les mouvements imprimés aux membres ; le marteau de Mayor, les moxas à la région du cœur, l'eau bouillante sur les parties sensibles, les frictions ammoniacales ; les lavements salés, vinaigrés, additionnés de vin, d'éther, d'ammoniaque, d'infusion de plantes aromatiques (menthe, mélisse), et peut-être mieux que tout cela, des lavements de café ou de café salé. Les lavements préparés avec une décoction de 1 à 4 grammes de tabac, pourraient être essayés, mais seulement lorsque les autres n'auraient pas réussi. Des injections hypodermiques, près des insertions du diaphragme, d'une solution d'un sel de strychnine, pourraient peut-être être de quelqu'utilité.

Quant à la position à donner au sujet, elle est indiquée par l'état de la face : s'il y a pâleur marquée, il faut le mettre dans la position horizontale ; s'il y a, au contraire, cyanose de la peau et injection de la conjonctive, il faut tenir la tête relevée pour ne pas augmenter la congestion dont il est présumable que le cerveau est le siége. Une précaution importante, c'est d'insister longtemps sur l'emploi de ce traitement et d'y mettre plus de persistance encore, s'il est possible, que sur l'insufflation dans l'asphyxie des nouveaux-nés. L'exemple de personnes foudroyées revenues à la vie spontanément après plusieurs heures de perte de connaissance, en font un devoir.

Lorsque la personne foudroyée a repris connaissance, soit spontanément, soit à la suite des soins qui lui ont été donnés, ou lorsqu'elle ne l'a pas perdue à la suite du choc électrique, d'autres indications, variables avec les accidents consécutifs, peuvent se présenter.

S'il n'y a aucun trouble fonctionnel grave, il faut se contenter de donner quelques légers calmants, comme l'infusion de tilleul ou de feuilles d'oranger, quelques gouttes d'éther ou de laudanum en potion, et prescrire la diète et le repos, ainsi que je l'ai fait pour les jeunes filles de Cherchory et le jeune homme de Jouhet.

S'il existe des brûlures légères (au 1er degré), des contusions, des ecchymoses superficielles, les topiques résolutifs, comme l'extrait de saturne, l'eau-de-vie camphrée, les alcoolats, dit vulnéraires, etc., pourront être ~~employés avec avantage~~.

~~Mais lorsque~~, comme chez Bouchonnet, il y a de l'embarras du côté de la tête, de la gêne pour respirer, de l'hémoptysie et autres symptômes dénotant soit une congestion des organes internes, soit des ecchymoses, des épanchements de sang ou des déchirures au sein de leurs tissus, les émissions sanguines, soit générales, soit locales, me paraissent indiquées ; peut-être que la personne, que je viens de nommer, n'aurait pas été en proie aux accidents qu'elle a éprouvés depuis, si j'avais eu recours à cette médication.

. La même médication me semble convenir souvent aux accidents nerveux de toute nature qui peuvent survenir, au début, à la suite d'un coup de foudre, comme convulsions épileptiformes, névrose du grand sympathique de la nature de celle que nous avons observée chez les deux Bouchonnet, tremblement partiel d'un membre, douleurs avec affaiblissement de l'énergie musculaire, comme chez la veuve Couchon et Darreau. Je n'en excepte même pas les paralysies sous quelques formes qu'elles se présentent, paraplégie, hémiplégie, paralysies plus ou moins partielles dont un grand nombre, à leur début, me paraît présenter une assez grande analogie avec l'hémiplégie due à une simple congestion cérébrale. Suivant toute probabilité, en effet, ces diverses affections doivent être le résultat d'une lésion matérielle des centres nerveux ou des nerfs eux-mêmes, comme ecchymoses, foyers apoplectiques, congestions passives, irritation réactionnelle consécutive à la commotion.

Les dérivatifs intestinaux, les diurétiques, les sinapismes et les ventouses sèches, peuvent seconder les émissions sanguines. Les médicaments que la nouvelle école thérapeutique désigne par le nom de vaso-moteurs, comme les préparations antimoniales, la digitale, la bromure de potassium, etc., peuvent-ils rendre quelques services? L'expérience n'a pas encore répondu à cette question. Cependant nous avons vu que chez Darreau, le dernier de ces médicaments ne nous a été d'aucun avantage.

Les narcotiques, qui ont pour effet de congestionner les centres nerveux, sembleraient par cela même contre-indiqués lorsqu'il existe des signes de congestion. Chez le même malade, ils ne nous ont donné aucun résultat satisfaisant. Dans bien des cas, cependant, ils doivent être appelés à rendre service.

Le docteur Fontan a guéri des convulsions épileptiformes, suite d'un coup de foudre, avec des bains froids et des affusions froides. C'est un moyen à essayer en semblable occurrence.

Les hémorrhagies diverses réclament évidemment le traitement de celles qui surviennent sous l'influence d'autres causes.

Telle me paraît devoir être la médication la plus rationnelle des accidents de la foudre à l'état aigü, c'est-à-dire peu après le coup. Passés à l'état chronique, ils demandent d'autres moyens curatifs, qui ne doivent pas différer de ceux qui leur sont applicables, lorsqu'ils sont produits par d'autres causes. C'est ainsi que nous avons employé avec succès le bromure de potassium contre la névrose de Bouchonnet, et que les stimulants et dérivatifs cutanés ont guéri la névrite paralytique douloureuse de Darreau, que l'électricité avait exaspéré au début.

Si j'avais à traiter aujourd'hui la même affection, je procéderais ainsi : au début, application des sangsues aux points douloureux, aidés de cataplasmes ou de fomentations émollientes, avec ou sans additions de narcotiques; et ensuite, vésicatoires, frictions avec le baume opadeldoch, le liniment ammoniacal camphré, et au besoin les cataplasmes de bryone et d'ortie dont s'est servi avec succès le malade. Je n'hésiterais même pas, pour rendre aux nerfs leur énergie, d'user de l'électricité tout à fait contre-indiquée à la première période.

Dans les paralysies passées à l'état chronique, j'userais encore de l'électricité, des préparations de strychnine et des excitants cutanés. — Dans l'épilepsie et autres névroses convulsives, je n'hésiterais pas à employer les antispasmodiques préparations de valériane, narcotiques, bromure de potassium, bromure de camphre, etc. Je n'insisterai pas davantage; les circonstances différentes et variées que peut présenter chaque cas particulier, mettront sur la voie de l'indication véritable mieux que tout ce que je pourrais ajouter; car, dans ce genre d'affections, il faut s'attendre à rencontrer à tout moment l'imprévu.

Tel est, d'une manière générale, le traitement qui me semble convenir dans l'état actuel de la science, aux accidents produits par la foudre sur l'homme et les animaux. Mais pour poser les bases définitives d'un traitement aussi rationnel que possible, bien des observations et bien des recherches sont encore nécessaires. On pourrait combler cette lacune, au moins en partie, de deux manières : la première en exigeant que l'autopsie de tous les animaux tués par la foudre fût faite par des hommes compétants; la deuxième par les recherches et les expériences que les physiologistes pourraient faire dans leurs laboratoires, à l'aide de ces puissants instruments que la science possède; et qui, comme les batteries électriques ou l'appareil de Ruhmkorff, peuvent imiter quelques-uns des effets de la foudre. Avec le temps, l'expérience clinique ferait le reste. Pour moi, pour ne pas devancer les faits, je dois m'arrêter là.

CHAPITRE IV

Médecine légale.

Lorsque le cadavre d'une personne foudroyée est retrouvé soit au milieu d'un champ, soit dans sa propre demeure où elle habitait seule, le médecin peut être appelé par la justice pour constater la mort et en rechercher la cause. C'est une mission de cette nature qui nous a valu l'observation si complète publiée, il y a deux ans, par le Dr Frédet. C'est aussi, comme on l'a vu sur une réquisition de l'autorité locale, qu'il m'a été donné d'examiner le cadavre de Couchon.

Jusqu'à présent, il faut bien le dire, les auteurs des traités de médecine légale se sont fort peu occupés de ce genre de mort. Comme je l'ai déjà fait observer au commencement de ce travail, l'ouvrage, qui depuis longues années fait autorité dans la science, celui de M. Devergie, n'en fait mention nulle part, et c'est à peine si MM. Briand et Chaudé, dans leur *Manuel de médecine légale* [1], lui consacrent quelques lignes, au chapitre des asphyxies. Assurément avec la donnée unique fournie par ces derniers auteurs, le médecin légiste serait fort souvent embarrassé, et si l'honorable confrère de Clermont, que je citais il y a un instant, s'en était tenu là, il aurait inévitablement conclu à la mort par strangulation, attendu qu'au cou de son sujet existaient des ecchymoses qui simulaient assez bien des empreintes de doigts.

Du reste, les lésions si diverses produites par la foudre, et dont j'ai donné une énumération sommaire à propos du traitement, ne peuvent pas être rangées dans une seule et même classe anatomo-pathologique. Pour n'en citer que quelques exemples, les plaies contuses ou par arrachement n'appartien-

1. 7e édition, 1863.

nent pas au même genre que les brûlures; et les lésions de l'asphyxie, *qui sont fréquentes, mais n'existent pas toujours*, me paraissent tout à fait incompatibles avec les ruptures du cœur et des gros vaisseaux.

Aussi je crois que, dans les traités de médecine légale, la mort causée par la foudre doit faire l'objet d'un chapitre spécial, et que le médecin, appelé à résoudre des questions de cette nature, doit tenir compte non-seulement des lésions isolées observées sur le cadavre, mais encore de leur ensemble et d'une foule de circonstances extérieures au sujet, dont je vais faire une énumération aussi complète que possible. Telle est, au moins, l'idée que je m'en suis faite d'après mes observations personnelles et les recherches dont elles ont été l'occasion et que je vais développer ici, pour contribuer, dans la mesure de mes forces, à combler la lacune qui me paraît exister dans la science.

D'après ma manière de voir, le médecin trouvera les éléments du problème qui lui sera soumis :

1° *Dans la circonstance commémorative de l'existence d'un orage* qui a eu lieu depuis le dernier moment que la personne a été vue vivante. Il est évident d'abord que l'absence d'un orage doit éloigner toute idée de mort par cette cause. De plus, de ce que l'orage aurait cessé à peine depuis une ou deux heures, il ne faudrait pas conclure que la foudre n'est pas la cause de la mort, si le sujet présentait déjà une rigidité cadavérique complète. Nous savons, en effet, avec quelle rapidité, dans ce cas, ce phénomène peut se développer. L'absence de rigidité ne prouverait rien non plus, attendu que quelques fois la foudre, au lieu de hâter son développement, l'empêche complètement.

2° *Dans l'état des lieux* : la foudre laisse toujours des traces de son passage ailleurs que sur le cadavre de ses victimes, à moins que la mort ne soit due au choc en retour de la première espèce, c'est-à-dire se produisant lorsque la décharge électrique a lieu seulement entre deux nuages : cas qui doit être bien rare, ainsi que j'ai cru l'établir. A Sainte-Feyre, à Jouhet, à Maisonnisses, elle a troué des murs, démolli des cheminées, enlevé des crépis, brisé des meubles et des châssis. A Cherchory, elle a lacéré le chêne sous lequel s'abritait les quatre personnes frappées; le même effet s'est produit à Chier-du-Prat et à Villameillas. A Montaigut, elle a fondu des objets métalliques et mis en pièces des poteaux télégraphiques dont les débris ont été projetés à des distances plus ou moins éloignées.

Sur le plateau découvert où Couchon a été tué, l'éclair s'est gravé à la surface du sol avec ses sinuosités si caractéristiques. La foudre, quand elle n'allume pas l'incendie, laisse souvent des traces de brûlures sur les objets en bois qu'elle touche, et, en fondant les roches, elle produit des vitrifications, des fulgurites, etc.

3º *Dans l'état des habits* : la foudre peut déshabiller ses victimes; nous en avons vu un exemple chez Bouchonnet. D'autres fois elle déchire les vêtements, projette les morceaux à des distances plus ou moins grandes, les suspendant, au besoin, aux branches des arbres voisins, brise et fond les objets métalliques comme le busc et les cerceaux de crinoline de la femme Bourigeaud, effets que la chaleur ne pourrait produire qu'en consumant les vêtements, peut aimanter ces objets s'ils sont en acier, défaire la chaussure comme chez Couchon, ou enlève des boutons en métal comme chez le facteur de Montaigut.

Lorsque ces désordres sont moindres, l'ensemble ou partie des vêtements peut encore, et cela me paraît devoir se présenter fréquemment, offrir l'ouverture d'entrée et l'ouverture de sortie du fluide électrique : chez Couchon, la foudre est entrée par le trou fait au parapluie et au chapeau, et est sortie par les déchirures faites à la botte droite. Le sujet du Dr Frédet, a présenté à la chemise, au niveau de la poitrine, une ouverture d'entrée avec bords renversés en dedans et une ouverture de sortie avec bords renversés en dehors, absolument comme dans les plaies par projectiles lancés par armes à feu.

Mais une des particularités les plus caractéristiques et des plus dignes d'être notées, c'est le peu de rapport qui existe entre la brûlure des habits et celle de la peau. Chez les sujets que j'ai observés, la première est presqu'insignifiante si on la compare à la deuxième, et de plus, ainsi que nous l'avons vu dans l'observation de Couchon, ce sont les pièces de l'habillement qui touchent la peau qui sont brûlées, tandis que les pièces les plus extérieures sont intactes. Ici, nous trouvons, en effet, le col de la chemise brûlé et la cravate préservée ; les deux bas roussis au niveau des brûlures de la peau, avec leur tissu friable, mais sans solution de continuité, et les bottes qui les recouvrent ne présentant rien de semblable. Il est évident que le contraire aurait eu lieu, si les brûlures que présente le cadavre, avaient été produites soit par le feu ordinaire, soit par des acides concentrés ; l'agent comburant aurait commencé par détruire les habits avant d'atteindre la membrane tégumentaire et les tissus de l'individu. On a vu souvent la peau profondément brûlée et les habits complètement intacts.

Enfin, on a cité de ces bizarreries que la foudre seule peut produire : Boudin rapporte le fait suivant : « Le 10 août 1841, » la foudre tomba sur l'église de Saint-Laurent d'Arce, et » blessa plusieurs personnes. Sur un homme brûlé aux deux » bras, on trouva les manches de la chemise intactes, bien que » celles des deux gilets de laine, placés l'un au dessus et l'autre » au-dessous de la chemise, fussent percées de plusieurs » trous. » Ce fait a beaucoup d'analogie avec cet autre que m'a rapporté un témoin bien digne de foi : la foudre tombe sur une maison et trouve sur son passage une pile d'assiettes, parmi lesquelles elle troue celles qui, dans leur ordre de superposition, portent les numéros impairs et respecte les numéros pairs.

4° *Dans l'attitude et la position du sujet :* quelques fois les personnes foudroyées conservent l'attitude qu'elles avaient au moment où elles ont été frappées, c'est-à-dire qu'elles restent debout, assises ou en train d'exécuter un mouvement commencé. Le sujet du Dr Frédet, serrait contre sa poitrine sa cueillette de noisettes. Dans le fait de Rivierre, rapporté par Cardan et reproduit par Boudin, les huit moissonneurs tués sous un chêne, en prenant leur repas, deviennent raides tout d'un coup et restent dans la position où ils se trouvaient, de manière que l'un paraît manger, l'autre porter sa main à son verre, et un autre boire.

D'autres fois les personnes foudroyées sont projetées à une distance plus ou moins grande : Couchon, Bouchonnet et Darreau, nous en offrent des exemples. Boudin en cite deux cas : l'un d'une personne lancée jusqu'à 23 mètres, et l'autre d'un jeune homme projeté hors de l'église en passant par-dessus la tête des assistants à l'office. De ce qu'une personne a été trouvée morte à une certaine distance de l'endroit où la foudre est tombée, ce n'est donc pas une raison pour conclure que la mort n'est pas due à cette cause. Il faut aussi faire attention si la personne trouvée morte a été exposée au choc en retour complexe, c'est-à-dire si son cadavre se trouve au pied d'un arbre touffu et à ramure développée, voisin de l'arbre frappé par le tonnerre, ou dans l'intervalle qui sépare les deux arbres, c'est-à-dire sur le passage d'un courant électrique intense. Dans ce cas, selon toute probabilité, le corps ne devrait présenter le plus souvent aucune autre lésion que les lésions internes propres à la mort par asphyxie.

5° *Dans les caractères de la brûlure :* la brûlure est une des lésions les plus fréquentes causées par la foudre, soit qu'elle existe seule, soit qu'elle accompagne des lésions d'une autre nature. Je n'ai eu qu'une seule fois occasion de l'observer sur le cadavre d'une personne morte d'un coup de tonnerre, celui de Couchon. Les caractères, qu'elle m'a présentés et qui me paraissent devoir se rencontrer dans le plus grand nombre des cas, sont les suivants :

a. — Sa disposition à la surface du corps, qui dénote le passage d un courant électrique. Elle n'est pas toujours continue comme chez Couchon ; chez Bouchonnet, nous avons rencontré une série de brûlures, en général peu étendues, dont quelques-unes se réduisaient à une simple pustule, disposées de la tête aux pieds tantôt sur la face antérieure, tantôt sur le plan postérieur du corps. Cette disposition est bien loin, du reste, d'être constante : comme nous en avons cité des exemples, la brûlure est bien souvent toute locale. Parmi les régions les plus sujettes à être atteintes, se trouvent les parties génitales. Leur position au point de jonction des deux membres inférieurs me semble expliquer cette prédisposition.

b. — Ses limites qui m'ont paru moins vagues et plus nettes que celles des brûlures produites par d'autres causes ; ce qui s'explique par la rapidité de sa production.

c. — Son étendue et son intensité qui, ici comme dans la grande majorité des cas, ne seraient pas de nature à amener la mort instantanée, si la brûlure avait été produite par une cause autre que la foudre.

d. — L'absence de phlyctènes entourées d'une auréole rouge, qui caractérisent, pour le médecin légiste, la brûlure produite pendant la vie. Dans les observations que j'ai eu occasion de lire, je n'ai point vu signalée cette lésion essentiellement vitale. M. Delarbeyrette, dont j'avais spécialement appelé l'attention sur ce sujet, ne l'a point rencontrée chez le chien de Jouhet, qui présentait seulement au niveau du collier, un enlèvement de l'épiderme.

MM. Sonrier et Frédet ne font mention ni de vésicules, ni de pustules. Enfin dans la relation du coup de foudre qui frappa 106 personnes dans l'église de Grosshave, le 11 juillet 1857, le Dr Jack dit expressément que, chez les six personnes tuées et présentant des brûlures plus ou moins graves, « il n'y avait pas commencement de formations vésiculaires [1]. » Cette

---

1. Follin, Pathologie externe.

absence de phlyctènes me paraît la conséquence assez naturelle de l'instantanéité de la mort, qui ne permet pas l'afflux du sang et, par suite, la sécrétion séro-purulente. Cette sécrétion pourrait manquer lors même que la mort ne serait pas instantanée et serait seulement due à une asphyxie consécutive ; car, ainsi que l'enseigne Bichat, les sécrétions ne se font pas ou se font mal pendant l'état asphyxique.

e. — A la même cause, me paraît se rattacher la sécheresse des escharres assez appréciables chez Couchon. Chez le capitaine Lacroix, « la peau est parcheminée, brunâtre, carbonisée dans toute son épaisseur ainsi que le tissu cellulaire [2]. »

Chez la femme Bourigeaud, d'après le Dr Daguenest, qui l'a vue quelques heures après l'accident, la peau est comme marbrée et présente, à la poitrine, une escharre sèche qui s'est convertie en véritable parchemin avant de se détacher. Chez les six morts du Dr Jack, « dès le lendemain les raies et les macules s'étaient changées en des racornissements de la peau, d'une couleur brun-noirâtre, de la consistance du parchemin et du cuir. »

f. — L'absence d'un foyer de combustion ou de ses traces auprès du cadavre, à moins que la foudre n'ait allumé un incendie, établira encore une forte présomption en faveur de cette dernière. Cet indice négatif serait surtout précieux dans le cas où le foudroyé serait complètement carbonisé ou incinéré, comme cela s'est vu quelques fois.

6° *Dans certains effets plus ou moins bizarres produits par la foudre sur ses victimes ou sur leurs vêtements.* Tels sont :

a. — L'épilation qui, chez certains animaux ou certaines personnes, peut n'atteindre que les poils d'une même couleur, les poils blancs, par exemple. On a remarqué que les parties génitales y sont surtout prédisposées.

1. Sonrier, Gaz. hôp., 1869.

b. — Les images photo-électriques d'objets voisins ou éloignés, comme arbres, feuilles, lettres, numéros de maisons, etc., reproduites soit sur les habits, soit sur la peau de la personne frappée. On a vu des croix produites de la sorte à Wels, après la chûte de la foudre sur la cathédrale, et à Jérusalem, lors de la reconstruction du temple par Julien.

c. — Des empreintes de monnaies, que la personne portait dans sa poche, remarquables par leur exactitude.

d. — Des transports de matières : en 1869, le tonnerre, en tombant sur l'église de Ligny, reproduisit sur la nappe de l'autel, le texte du canon de la messe... etc.

7° *Dans un cachet d'originalité que présentent les grandes lésions traumatiques elles-mêmes, la plupart du temps.* Pour ne citer que quelques cas pris au hasard dans les auteurs, je trouve :

a. — Simple brûlure des cheveux au pariétal gauche, *peau saine*, mais au-dessous l'os est *perforé* d'un petit trou de deux lignes de diamètre.

b. — Arrachement fréquent de la langue, de la langue et de la mâchoire, d'un bras, d'un bras et de la moitié de la tête.

c. — Le Dr Frédet nous parle d'un cheval éventré avec sortie, par l'anus, du colon et du rectum.

d. — Chez le dernier sujet du Dr Sonrier, avec des ecchymoses et des épanchements de sang dans le cuir chevelu et les méninges, accidents qui pourraient aussi bien avoir été produits par un corps contondant ordinaire que par la foudre, nous trouvons un ramollissement des couches optiques.

e. — Pouillet nous parle d'un individu tué par la foudre, dont la partie osseuse de la tête était *brisée* comme elle aurait pu *l'être par cent coups de massue.*

f. — Chez le chien de Jouhet, nous avons vu des pictures ou pertes de substances du foie, etc. Les caprices mystérieux et excessivement variés de l'agent vulnérant, se traduisent toujours plus ou moins dans ses effets.

8° *Enfin, sur le cadavre des foudroyés, les lésions, eu égard à leur nature, peuvent être multiples* : on peut rencontrer à la fois des brûlures, des ecchymoses, des plaies contuses, etc. De plus, ces diverses lésions isolées ou multiples sont accompagnées ou non des congestions passives des organes internes et autres lésions propres à l'asphyxie, selon que la mort a été plus ou moins lente ou instantanée. Je me suis assez étendu, en parlant du traitement, sur ce point intéressant des accidents de la foudre, pour que je n'y insiste pas ici.

En tenant compte de toutes ces particularités et de bien d'autres que les observations ultérieures pourront faire connaître, ou, comme le dit Boudin, « de l'imprévu, des protéiformes, du mystérieux, » que présente la foudre dans ses effets, le médecin légiste, pour diagnostiquer la mort par la foudre, sera moins souvent embarrassé que Follin le laisse supposer dans son *Traité de Pathologie externe*.

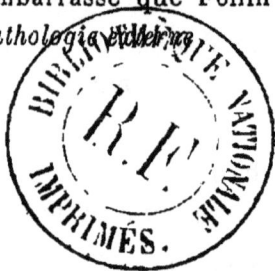

BIBLIOTHÈQUE NATIONALE IMPRIMÉS. R. F.

TABLE

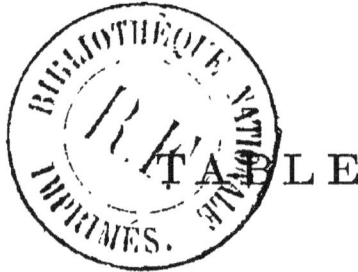

Lille, Imp. Lefebvre-Ducrocq.

- §

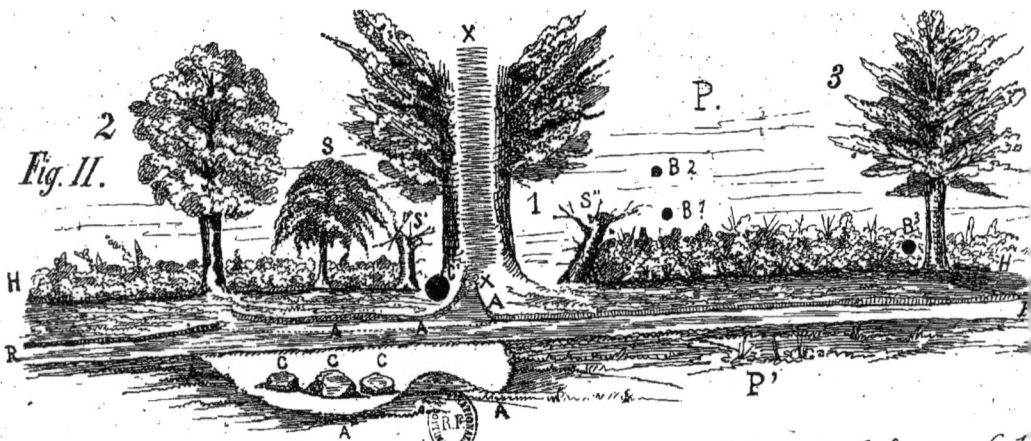

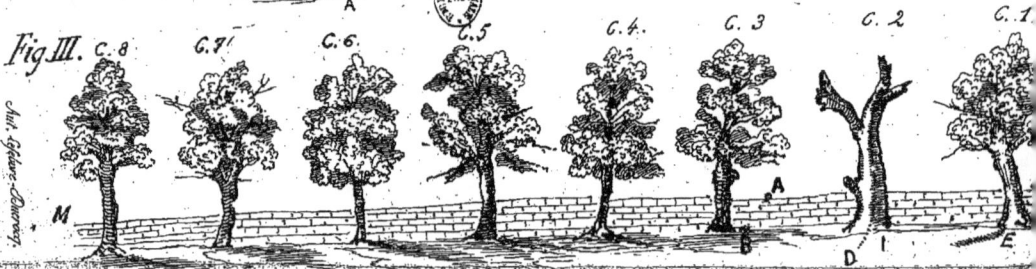

Fig. II.

Fig. III.

www.ingramcontent.com/pod-product-compliance
Lightning Source LLC
Chambersburg PA
CBHW050620210326
41521CB00008B/1327